「十三五」国家重点图书出版规划项目

中医古籍名家

点评 丛书

总主编◎吴少祯

金匮要略心典

清·尤在泾◎纂注

叶 进◎点评

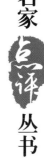

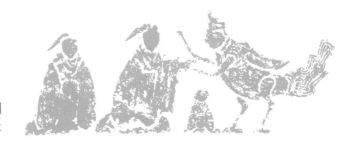

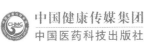
中国健康传媒集团

中国医药科技出版社

图书在版编目（CIP）数据

金匮要略心典/（清）尤在泾纂注；叶进点评. —北京：中国医药科技出版社，2018.1

（中医古籍名家点评丛书）

ISBN 978 - 7 - 5067 - 9794 - 8

Ⅰ.①金… Ⅱ.①尤… ②叶… Ⅲ.①《金匮要略方论》 - 注释

Ⅳ.①R222.32

中国版本图书馆 CIP 数据核字（2017）第 293404 号

美术编辑　陈君杞

版式设计　麦和文化

出版　**中国健康传媒集团** | 中国医药科技出版社

地址　北京市海淀区文慧园北路甲 22 号

邮编　100082

电话　发行：010 - 62227427　邮购：010 - 62236938

网址　www.cmstp.com

规格　710×1000mm $\frac{1}{16}$

印张　12 $\frac{3}{4}$

字数　146 千字

版次　2018 年 1 月第 1 版

印次　2023 年 2 月第 3 次印刷

印刷　三河市百盛印装有限公司

经销　全国各地新华书店

书号　ISBN 978 - 7 - 5067 - 9794 - 8

定价　**32.00 元**

获取新书信息、投稿、为图书纠错，请扫码联系我们。

出版者的话

　　中医药是中国优秀传统文化的重要组成部分之一。中医药古籍中蕴藏着历代名家的思维智慧与实践经验。温故而知新，熟读精研中医古籍是当代中医继承、创新的基石。新中国成立以来，中医界对古籍整理工作十分重视，因此在经典、重点中医古籍的校勘注释，常用、实用中医古籍的遴选、整理等方面，成果斐然。这些工作在帮助读者精选版本、校准文字、读懂原文方面发挥了良好的作用。

　　习总书记指示，要"切实把中医药这一祖先留给我们的宝贵财富继承好、发展好、利用好"，从而对弘扬中医药学、更进一步继承利用好中医药古籍提出了更高的要求。为此我们策划组织了《中医古籍名家点评丛书》，试图在前人整理工作的基础上，通过名家点评的方式，更进一步凸显中医古代要籍的学术精华，为现代中医药的发展提供借鉴。

　　本丛书遴选历代名医名著百余种，分批出版。所收医药书多为传世、实用，且在校勘整理方面已比较成熟的中医古籍。其中包括常用经典著作、历代各科名著，以及古今临证、案头常备的中医读物。本丛书致力于将现有相关的最新研究成果集于一体，使之具备版本精良、校勘细致、内容实用、点评精深的特点。

参与点评的学者，多为对所点评古籍研究有素的专家。他们学验俱丰，或精于临床，或文献功底深厚，均熟谙该古籍所涉学术领域的整体状况，又对其书内容精要揣摩日久，多有心得。本丛书的"点评"，并非单一的内容提要、词语注释、串讲阐发，而是抓住书中的主旨精论、蕴含深义、疑惑谬误之处，予以点拨评议，或考证比勘，溯源寻流。由于点评学者各有专擅，因此点评的形式风格也或有不同。但其共同之点是有益于读者掌握、鉴识所论医籍或名家的学术精华，领会临床运用关键点，解疑破惑，举一反三，启迪后人，不断创新。

　　我们对中医药古籍点评工作还在不断探索之中，本丛书可能会有诸多不足之处，亟盼中医各科专家及广大读者给予批评指正。

中国医药科技出版社

2017年8月

❀ | 余序

　　作为毕生研读整理、编纂古今中医临床文献的一员，前不久，我有幸看到张同君编审和全国诸多相关教授专家们合作编撰《中医古籍名家点评丛书》的部分样稿。感到他们在总体设计、精选医籍、订正校注，特别是名家点评等方面卓有建树，并能将这些名著和近现代相关研究成果予以提示说明，使古籍的整理探索深研，呈现了崭新的面貌。我认为这部丛书不但能让读者系统、全面地传承优秀文化，而且有利于加强对丛书所选名著学验主旨的认识。

　　在我国优秀、靓丽的文化中，岐黄医学的软实力十分强劲。特别是名著中的学术经验，是体现"医道"最关键的文字表述。

　　《礼记·中庸》说："道也者，不可须臾离也。"清代徽州名儒程瑶田说："文存则道存，道存则教存。"这部丛书在很大程度上，使医道和医教获得较为集中的"文存"。丛书的多位编集者在精选名著的基础上，着重"点评"，让读者认识到中医药学是我国优秀传统文化中的瑰宝，有利于读者在系统、全面的传承中，予以创新、发展。

　　清代名医程芝田在《医约》中曾说："百艺之中，惟医最难。"特别是在一万多种古籍中选取精品，有一定难度。但清代造诣精深的名医尤在泾在《医学读书记》中告诫读者说："盖未有不师古而有济于今者，亦未有言之无文而能行之远者。"这套丛书的"师古济今"十分昭著。中国医药科技出版社重视此编的刊行，使读者如获宝璐，今将上述感言以为序。

中国中医科学院

余瀛鳌

2017年8月

目录 | Contents

全书点评 ◉

　　《金匮要略心典》（以下简称《心典》）由清代雍正时期的著名医家尤怡所著。尤怡，字在泾，号拙吾，晚号饲鹤山人①，江苏长州（吴县）人，擅长诗文，自幼学医，精通医术，治病法于仲景，常有良效。著有《伤寒贯珠集》《金匮要略心典》《金匮翼》《静香楼医案》等书。尤氏对张仲景所著《金匮要略》（以下简称《金匮》）精究细研，结合自己的临床经验，"十易寒暑"著成《心典》一书。该书行文精炼扼要，语句通俗明了，易于领会，切合临床，同时不忘勘除谬误，得到后世学习《金匮》者的认可和称赞。

一、成书背景

　　《金匮》是后世公认的中医经典著作，被誉为方书之祖。然而，仲景所处年代纸质载体尚未能推广，多用竹木，医家著书之时往往字少句简。因此，仲景所著《金匮》就如尤怡所说："其方约而多验，其文简而难通"。正因为"文简难通"造成了其中许多医理未能阐明，给学习《金匮》者带来许多困扰。仲景之后，唐宋时期很少有对《金匮》注释者。及至明代，注释原著之风才逐渐兴起。然而，这些注释有的过度引申，有的肤浅狭窄。尤怡在编集前贤诸书的基础

---

　　① 付笑萍. "饲鹤山人"与"饮鹤山人"——清代医家尤怡自号之辨析［J］. 中医文献杂志，2012，（6）：31－32

上，结合多年的学习心得和临床经验，对《金匮》精求深究，务求阐发仲景原义而著成了《心典》一书。

二、编写特点

1. 言简意赅，深入浅出

尤怡对《金匮》条文的注释，文字简洁，说理明快，常能一语中的。诚如徐大椿所言："其间条理通达，指归明显，辞不必烦而意已尽，语不必深而旨已传。"如概括"五脏风寒积聚病"诸病病机简明透彻：肺中风为"津结而气壅"，肝中风为"风从风动"，肝着为"气血郁滞，着而不行"，脾约为"胃强而脾弱"。又如对当归芍药散方义的解释："芎、归、芍药，益血之虚；苓、术、泽泻，除水之气"，一目了然。当代名老中医何任先生谓："其书卷帙不多，注解极简明扼要，以少胜多，堪称《金匮》注本中少而精的代表作。"

2. 旁征博引，择善而从

尤怡为阐发《金匮》原著精义，常引用《内经》等典籍及某些注家的精华，并结合自己的研究心得而融会贯通，取其善者而从之，使人读《心典》后许多疑窦豁然而开。如尤氏注解痉病，在分析了刚痉、柔痉的病机之后，又引《活人书》"痉证发热恶寒与伤寒相似，但其脉沉迟弦细，而项背反张为异耳"，借以指出痉病与伤寒有别。又如注释大黄附子汤证、乌头桂枝汤证时，除阐发己见外，还分别引用程林、徐彬之注加以说明。如《心典》说："胁下偏痛而脉紧弦，阴寒成聚，偏着一处，虽有发热，亦是阳气被郁所致。是以非温不能已其寒，非下不能去其结，故曰宜以温药下之。程氏曰：大黄苦寒，走而不守，得附子、细辛之大热，则寒性散而走泄之性存是也。"尤怡又说："腹中痛，逆冷，阳绝于里也；手足不仁或身疼痛，阳痹于外也。此为寒邪兼伤表里，故当表里并治。乌头温里，桂枝解外也。徐氏曰：灸刺诸药不能治者，是或攻其内，或攻其外，邪气牵制不服也"，以补充前说。

3. 注重比较，善于归纳

尤怡对许多复杂而相似的病证，很注意相互之间的联系，善于比较分析，同中求异，异中求同，常常能抓住疾病的本质，而深达仲景之旨。如《妇人产后病》篇中论及产后腹中㽲痛，尤氏即与《妇人妊娠病》篇中的妊娠腹中㽲痛进行联系、比较，指出两者不同："彼为血虚而湿扰于内，此为血虚而寒动于中也。"又如厚朴麻黄汤与泽漆汤二方主症虽皆为咳，病属肺邪，但同中有异：前者"咳而脉浮"，气多居表，当发表散邪蠲饮，方以厚朴、麻黄、杏仁宣肺解表，发散水气；后者"咳而脉沉"，气多居里，则应驱邪下走，以泽漆、黄芩、半夏等逐饮祛邪。尤氏不仅注意联系与比较，也十分善于归纳相关的内容。如《消渴小便不利淋病脉证治第十三》篇论渴欲饮水，对五条相关原文加以总结："本文共有五条：而脉浮发热，小便不利者，一用五苓，为其水与热结故也；一用猪苓，为其水与热结，而阴气复伤也；其水入则吐者，亦用五苓，为其热消而水停也；渴不止者，则用文蛤，为其水消而热在也；其口干燥者，则用白虎加人参，为其热甚而津伤也。此为同源而异流者，治法亦因之各异，如此，学者所当细审也。"读来令人感到条理清楚，要点明确。

4. 师古不泥，辨误求实

尤怡治学态度严谨，客观求实。他尊崇前贤，善于继承正确的经典学术内容，同时，遵古而不泥古，对前人的错误亦敢于纠正。在遵古成风的封建社会，能够在学术上直言不讳，独抒己见，正前人之误，其精神确是难能可贵的。尤怡注释《金匮》正如其自序中所云："而其间深文奥义，有通之而无可通者，则阙之；其系传写之误，则拟正之；其或类后人续入者，则删汰之。"如尤氏对首篇"酸入肝，焦苦入心，甘入脾。脾能伤肾，肾气欲弱，则水不行；水不行，则心火气盛，则伤肺；肺被伤，则金气不行，金气不行，则肝气盛，则肝自愈。此治肝补脾之要妙也"这15句，提出质疑："盖仲景治肝补脾之要，在脾实而不受肝邪，非脾以伤肾，纵火以刑金之谓。果尔，则是所全者少，而所伤者反多也。且脾得补而肺将自旺，肾受伤不虚及其子，何制金强木之有哉！"指出这可能为后世之人错添注脚，是编书者未审而收录。又如厚朴大黄汤所主"支饮胸满者"，尤氏根据方证，提出"胸满疑作腹满"，对于该条文的理解甚有助益。

5. 方义分析，匠心独运

尤怡对《金匮》方药的解析往往精详而切中要害，深明仲景方义之精髓。如注释小建中汤证曰："中者，脾胃也，营卫生成于水谷，而水谷转输于脾胃，故中气立，则营卫流行而不失其和；又中者，四运之轴，而阴阳之机也，故中气立，则阴阳相循，如环无端，而不极于偏。是方甘与辛合而生阳，酸得甘助而生阴，阴阳相生，中气自立，是故求阴阳之和者，必于中气，求中气之立者，必以建中也。"此处尤怡结合脾胃、营卫、阴阳的生理联系，将该方的功效阐释得淋漓尽致。又如对半夏麻黄丸的剖析："此治饮气，抑其阳气者之法。半夏蠲饮气，麻黄发阳气，妙在作丸与服，缓与调之，则麻黄之辛甘，不能发越津气，而但升引阳气。即半夏之苦辛，亦不特揭除饮气，而并和养中气，非仲景神明善变者，其孰能与于此哉"。

三、学术价值

1. 深刻揭示原著要义

尤怡潜心钻研《金匮》，深得仲景要义。例如注释《金匮》开篇"上工治未病"一条曰："盖仲景治肝补脾之要，在脾实而不受肝邪，……细按语意，见肝之病以下九句，是答上工治未病之辞；补用酸三句，乃别出肝虚正治之法。观下文云：肝虚则用此法，实则不在用之。可以见矣。盖脏病惟虚者受之，而实者不受；脏邪惟实则能传，而虚则不传。故治肝实者，先实脾土，以杜滋蔓之祸；治肝虚者，直补本宫，以防外侮之端"深刻揭示了仲景对于肝病虚实分治之要旨。对于疾病的发生，仲景十分强调正气的重要性，明言"若五脏元真通畅，人即安和……不遗形体有衰，病则无由入其腠理"。黄汗历节病的发生,仲景所论以肝肾先虚为发病之本,寒湿外侵为发病之标。尤氏注释曰:"此为肝肾先虚,而心阳复郁,为历节黄汗之本也。……历节者,遇节皆痛也。盖非肝肾先虚,则虽得水气,未必便入筋骨,非水湿内侵,则肝肾虽虚,未必便成历节。仲景欲举其标,而先究其本,以为历节多从虚得之也",实可谓深得仲景之义。此类例子比比皆是。

2. 为学《金匮》者开入门之径

尤怡毕生致力于研究仲景学说,对其有独到的见解,并有弘扬仲景学说之志。尤氏视《金匮》为方书之祖,治病之宗。虽然明代以后注释《金匮》者有数十家之多,但他认为这些注解失于浮夸狭隘,于是本着"以吾心求古人之心"的严谨态度,将以往研究《金匮》的心得体会加以整理、修改和补充,对《金匮》的"深文奥义",或阐释,或存疑,或勘误,或"删汰",务以探求原意为要旨。《心典》一书刊行后,为后人学习和研究《金匮》原著打开了方便之门。人们在研读《金匮》的同时,如能参阅《心典》,并进一步了解尤怡的生平及其著述,不但有助于深刻地理解《金匮》原旨,而且还可受到不少启发,收获甚多。所以,《心典》经多次刻印,其版本流传广泛,截至清末已有 11 种,再加上民国至今的版本,有 20 多种。[①] 由此可见《心典》影响之大。

总之,尤怡以其渊博的学识,丰富的临床经验,深入浅出地阐述了《金匮》的深文奥义,同时有所发挥与创见。因此,《心典》一书可以称得上是《金匮》研究心得之杰作,至今仍有较高的学术价值。

四、学习要点

学习本书须把握以下要点:其一,了解尤怡的生平及成书背景,

---

① 赵天才,杨景锋. 论《金匮要略心典》的学术成就 [J]. 陕西中医学院学报,2007,30 (1):1-3

有助于探究其学术思想；其二，先熟悉《金匮》原著的条文，有自己的认识，再参阅尤注，不至于盲从；其三，学习尤怡善于联系的方法，对相关条文作深入的比较和归纳；其四，旁参尤怡的其他著作，对更好地理解《心典》当有裨益。

叶进
2017 年 8 月

《金匮要略心典》成书于清雍正己酉年春，为清代医家尤怡（字在泾）注释《金匮要略》所作之书。全书凡22篇，共3卷，卷上自"脏腑经络先后病脉证第一"至"肺痿肺痈咳嗽上气病脉证治第七"7篇，卷中自"奔豚气病脉证治第八"至"水气病脉证并治第十四"7篇，卷下自"黄疸病脉证并治第十五"至"妇人杂病脉证并治第二十二"8篇，未载原著二十三、二十四、二十五篇。

　　本次点评以雍正十年遂初堂刻本为底本。书中《金匮要略》原文主要参校：①元代仿宋刻本《新编金匮方论》（邓珍本）；②明万历二十七年的《仲景全书·金匮要略方论》《仲景全书·伤寒论》（赵开美本）；③明万历二十九年的《古今医统正脉全书·金匮玉函要略方论》（医统本）。旁参《脉经》《诸病源候论》《备急千金要方》《外台秘要》，以及诸医家注本如《金匮要略论注》《金匮要略直解》《金匮玉函经二注》《金匮要略方论本义》《金匮要略编注》等。

　　为避免烦琐，对不影响医理及文理的字、词及标点之异不予出校。

　　为便于阅读，书中繁体字、异体字、俗字均改为简体字。

徐 序

今之称医宗者，则曰四大家，首仲景，次河间，次东垣，次丹溪。且曰仲景专于伤寒，自有明以来，莫有易其言者也。然窃尝考神农著《本草》以后，神圣辈出，立君臣佐使之制，分大小奇偶之宜，于是不称药而称方，如《内经》中所载半夏秫米等数方是已。迨商而有伊尹汤液之说，大抵汤剂之法，至商而盛，非自伊尹始也。若扁、仓诸公，皆长于禁方①，而其书又不克传，惟仲景则独祖经方而集其大成，远接轩皇，近兼众氏，当时著书垂教，必非一种，其存者有《金匮要略》及《伤寒论》两书。当宋以前，本合为一，自林亿等校刊，遂分为两焉。夫伤寒乃诸病之一病耳，仲景独著一书者，因伤寒变证多端，误治者众，故尤加意，其自序可见矣。且《伤寒论》中一百十三方，皆自杂病方中检入，而伤寒之方，又无不可以治杂病。仲景书具在，燎②如也。若三家之书，虽各有发明，其去仲景相悬，不可以道计。四家并称，已属不伦，况云仲景专于伤寒乎？呜呼！是尚得为读仲景之书者乎。《金匮要略》，正仲景治杂病之方书也。其方亦不必尽出仲景，乃历圣相传之经方也，仲景则汇集成书，而以己意出入焉耳。何以明之？如首卷栝楼桂枝汤，乃桂枝加栝楼也，然不曰桂枝加栝楼汤，而曰栝楼桂枝汤，则知古方本有此名也。六卷桂枝加龙骨牡蛎汤，即桂枝加龙骨、牡蛎也，乃不别名何汤，而曰桂枝加龙骨牡

---

① 禁方：指秘而不传的药方。
② 燎：明显之意。

蛎汤，则知桂枝汤为古方，而龙骨、牡蛎则仲景所加者也。如此类者，不可胜举。因知古圣治病方法，其可考者，惟此两书，真所谓经方之祖，可与《灵》《素》并垂者，苟有心于斯道，可舍此不讲乎？说者又曰：古方不可以治今病，执仲景之方，以治今之病，鲜效而多害。此则尤足叹者！仲景之方，犹百钧之弩也，如其中的，一举贯革；如不中的，弓劲矢疾，去的弥远。乃射者不恨已之不能审的，而恨弓强之不可以命中，不亦异乎？其有审病虽是，药稍加减，又不验者，则古今之本草殊也。详本草惟《神农本经》为得药之正性，古方用药，悉本于是，晋唐以后诸人，各以私意加入。至张洁古辈出，而影响依附，互相辩驳，反失本草之正传。后人遵用不易，所以每投辄拒，古方不可以治今病，遂为信然。嗟乎！天地犹此人物，若人气薄则物性亦薄，岂有人今而药独古也？故欲用仲景之方者，必先学古穷经，辨症知药，而后可以从事。尤君在泾，博雅之士也，自少即喜学此艺，凡有施治，悉本仲景，辄得奇中。居恒叹古学之益衰，知斯理之将坠，因取《金匮要略》，发挥正义，朝勤夕思，穷微极本，凡十易寒暑而后成，其间条理通达，指归明显，辞不必烦而意已尽，语不必深而旨已传。虽此书之奥妙不可穷际，而由此以进，虽入仲景之室无难也。尤君与余有同好，属为序。余读尤君之书而重有感也，故举平日所尝论说者，识于端。尤君所以注此书之意，亦谓是乎！

雍正十年壬子阳月松陵徐大椿叙

【点评】序中可见徐大椿推崇仲景，力倡经方，抨击"古方不可以治今病"之论，谓后人不善用经方，实因未明药之正性，不识仲景方之妙。徐氏称赞尤怡为"博雅之士"，"十易寒暑"而成之书"辞不必烦而意已尽，语不必深而旨已传"，"虽入仲景之室无难也"，道出《金匮要略心典》言简意赅的特点。

自　序

　　《金匮要略》者，汉张仲景所著，为医方之祖，而治杂病之宗也。其方约而多验，其文简而难通。唐宋以来，注释阙如，明兴之后，始有起而论之者。迄于今，乃不下数十家，莫不精求深讨，用以发蒙而解惑。然而性高明者，泛骛远引①，以曲逞其说，而其失则为浮；守矩矱②者，寻行数墨③，而畏尽其辞，而其失则为隘。是隘与浮者，虽所趣不同，而其失则一也。余读仲景书者数矣，心有所得，辄笔诸简端，以为他日考验学问之地，非敢举以注是书也。日月既深，十已得其七八，而未克遂竟其绪。丙午秋日，抱病斋居，勉谢人事，因取《金匮》旧本，重加寻绎，其未经笔记者补之，其记而未尽善者复改之，覃精研思，务求当与古人之心而后已。而其间深文奥义，有通之而无可通者，则阙之；其系传写之误者，则拟正之；其或类后人续入者，则删汰之。断自脏腑经络之下，终于妇人杂病，凡二十有二篇，厘为上中下三卷，仍宋林亿之旧也。集既成，颜④曰：心典，谓以吾心求古人之心，而得其典要云尔。虽然，刘氏扰龙，宋人刻楮⑤，力尽心劘⑥，要归罔用，余之是注，安知其不仍失之浮，即失之隘也

---

① 泛骛远引：指四处引证。
② 矩矱(jǔyuē 举约)：规矩法度。
③ 寻行数墨：指在文字上下功夫而不能理解义理。
④ 颜：命名之意。
⑤ 刘氏扰龙，宋人刻楮：喻治学刻苦。
⑥ 劘(mó 磨)：削，磨。

耶！世有哲人，箴予阙失而赐之教焉，则予之幸也。

雍正己酉春日饮鹤山人尤怡题于北郭之树下小轩

【点评】序中指出前人注《金匮》者虽多，但往往失于"隘与浮"，故"覃精研思，务求当与古人之心而后已"。尤怡凭长期的研究积累，以客观的态度，或"阙之""正之"和"删汰之"，力求经典原旨，令人可敬。

卷 上

脏腑经络先后病脉证第一

问曰：上工治未病，何也？师曰：夫治未病者，见肝之病，知肝传脾，当先实脾。四季脾旺不受邪，即勿补之。中工不晓相传，见肝之病，不解实脾，惟治肝也。夫肝之病，补用酸，助用焦苦，益用甘味之药调之。酸入肝，焦苦入心，甘入脾。脾能伤①肾，肾气微弱，则水不行；水不行，则心火气盛，则伤肺；肺被伤，则金气不行；金气不行，则肝气盛，则肝自愈。此治肝补脾之要妙也。肝虚则用此法，实则不在②用之。《经》曰：虚虚实实③，补不足，损有余，是其义也。余脏准此。

按：《素问》云：邪气之客于身也，以胜相加。肝应木而胜脾土，以是知肝病当传脾也。实脾者，助令气旺，使不受邪，所谓治未病也。设不知而徒治其肝，则肝病未已，脾病复起，岂上工之事哉？肝之病补用酸者，肝不足，则益之以其本味也。与《内经》以辛补之之说不同，然肝以阴脏而含生气，以辛补者所以助其用，补用酸者所以益其体，言虽异而理各当也。助用苦焦者，《千金》所谓心王则气感于肝也。益用甘味之药调之者，越人所谓损其肝者缓其中也。

酸入肝以下十五句，疑非仲景原文，类后人谬添注脚，编书者误

---

① 伤：《三因极一病证方论》作"制"。

② 在：《金匮方论衍义》作"宜"。

③ 虚虚实实：意为勿虚虚，勿实实，即虚证勿用泻法，实证勿用补法。

收之也。盖仲景治肝补脾之要，在脾实而不受肝邪，非补脾以伤肾，纵火以刑金之谓。果尔，则是所全者少，而所伤者反多也。且脾得补而肺将自旺，肾受伤必虚及其子，何制金强木之有哉！细按语意，见肝之病以下九句，是答上工治未病之辞；补用酸三句，乃别出肝虚正治之法。观下文云：肝虚则用此法，实则不在用之。刻意见矣。盖脏病惟虚者受之，而实者不受；脏邪惟实则能传，而虚则不传。故治肝实者，先实脾土，以杜滋蔓之祸；治肝虚者，直补本宫，以防外侮之端。此仲景虚实并举之要旨也。后人不察肝病缓中之理，谬执甘先入脾之语，遂略酸与焦苦，而独于甘味曲穷其说，以为是即治肝补脾之要妙。昔贤云：诐①辞知其所蔽，此之谓耶。

【点评】本条第一段以五行学说阐释脏腑之间相互资生、相互制约的关系，这是"上工"应有的见识，并以肝病实脾为例，强调整体观。尤氏阐述了木旺乘土之理，指出"实脾"即"治未病"既病防变之思路；还提出了疾病传变的规律："脏邪惟实则能传，而虚则不传"；对肝病虚实分治的原理也解释得很明白："故治肝实者，先实脾土，以杜滋蔓之祸；治肝虚者，直补本宫，以防外侮之端"，抓住了仲景原文的本意。在理解《金匮》时，尤怡并非唯原文是从，牵强附会。如指出，"酸入肝以下十五句，疑非仲景原文，类后人谬添注脚，编书者误收之也"，不无道理。

夫人禀②五常，因风气而生长，风气虽能生万物，亦能害万物，如水能浮舟，亦能覆舟。若五脏元真通畅，人即安和；客气邪风，中人多死。千般疢难，不越三条：一者经络受邪，入脏腑，为内所因也；二者四肢九窍，血脉相传，壅塞不通，为外皮肤所中也；三者房室、金刃、虫兽所伤。以此详之，病由都尽。若人能养慎，不令邪风

---

① 诐（bì 闭）：偏颇，不正。诐辞，偏邪不正的言论。

② 禀：承受。

干忤经络，适中经络，未流传脏腑，即医治之；四肢才觉重滞，即导引、吐纳、针灸、膏摩，勿令九窍闭塞；更能无犯王法、禽兽、灾伤，房室勿令竭乏。服食节其冷热苦酸辛甘，不遗形体有衰，病则无由入其腠理。腠者，是三焦通会元真之处，为血气所注；理者，是皮肤脏腑之纹理也。

人禀阴阳五行之常，而其生其长，则实由风与气。盖非八风，则无以动荡而协和；非六气，则无以变易而长养。然有正气，即有客气；有和风，即有邪风。其生物害物，并出一机。如浮舟覆舟，总为一水。故得其和则为正气，失其和即为客气，得其正则为和风，失其正即为邪风，其生物有力，则其害物亦有力，所以中人多死。然风有轻重，病有浅深，约而言之，不越三条：一者邪从经络入脏腑而深，为内所因；二者邪在四肢、九窍、皮肤，沿流血脉而浅，为外所因；三者病从王法、房室、金刃、虫兽而生，为不内外因，所谓病之由也。人于此慎养，不令邪风异气干忤经络，则无病；适入经络，未入脏腑，可汗吐或和解而愈，所谓医治之也，此应前内因一段。若风气外侵四肢，将及九窍，即吐纳、导引以行其气，针灸、膏摩以逐其邪，则重滞通快，而闭塞无由，此应前外因一段。更能不犯王法、禽兽，则形体不伤，又虽有房室而不令竭乏，则精神不弊，此应前房室一段。腠理云者，谓凡病纠缠于身，不止经络血脉，势必充溢腠理，故必慎之使无由入。腠者，三焦与骨节相贯之处，此神气所往来，故曰元真通会；理者，合皮肤脏腑，内外皆有其理，细而不紊，故曰文理。仲景此论，以风气中人为主，故以经络入脏腑者，为深为内；自皮肤流血脉者，为浅为外；若房室、金刃、虫兽所伤，则非客气邪风中人之比，与经络脏腑无相干涉者，为不内外因也。节徐氏

按：陈无择《三因方》，以六淫邪气所触为外因，五脏情志所感为内因，饮食、房室、跌扑、金刃所伤，为不内外因。盖仲景之论，以客气邪风为主，故不从内伤外感为内外，而以经络脏腑为内外，如徐氏所云是也。无择合天人表里立论，故以病从外来者为外因，从内

生者为内因，其不从邪气、情志所生者，为不内外因，亦最明晰，虽与仲景并传可也。

【点评】比较了仲景与陈言的病因理论，认为两者的差异在于立论依据不同。仲景以客气邪风为主，以经络脏腑为内外；陈无择合天人表里立论，分外因、内因及不内外因。陈氏三因学说是在张仲景"千般疢难，不越三条"的基础上发展而来，更为明晰。

问曰：病人有气色见于面部，愿闻其说。师曰：鼻头色青，腹中痛，苦冷者死；鼻头色微黑者，有水气；色黄者，胸上有寒；色白者，亡血也；设微赤非时者死。其目正圆者痉，不治。又色青为痛，色黑为劳，色赤为风，色黄者便难，色鲜明者有留饮。

此气色之辨，所谓望而知之者也。鼻头，脾之部；青，肝之色；腹中痛者，土受木贼也；冷则阳亡而寒水助邪，故死。肾者主水，黑，水之色，脾负而肾气胜之，故有水气。色黄者，面黄也，其病在脾，脾病则生饮，故胸上有寒。寒，寒饮也。色白亦面白也，亡血者不华于色，故白；血亡则阳不可更越，设微赤而非火令之时，其为虚阳上泛无疑，故死。目正圆者阴之绝也，痉为风强病，阴绝阳强，故不治。痛则血凝泣而不流，故色青。劳则伤肾，故色黑。经云：水病人目下有卧蚕，面目鲜泽也。

【点评】"气色之辨"是望诊的重点，借此可以判断病位、病性及病情轻重，故云"望而知之者也"。

师曰：病人语声寂寂然喜惊呼者，骨节间病；语声喑喑然①不彻者，心膈间病；语声啾啾然②细而长者，头中病。

语声寂寂然喜惊呼者，病在肾肝，为筋髓寒而痛时作也；喑喑然

---

① 喑（yīn 音）喑然：喑，哑；默。指语声低微而不清澈。

② 啾（jiū 纠）啾然：啾，细小的声音。指语声细小而悠长。

不彻者，病在心肺，则气道塞而音不彰也；啾啾然细而长者，痛在头中，则声不敢扬，而胸膈气道自如，故虽细而仍长也。此音声之辨，闻而知之者也。然殊未备，学者一隅三反可矣。

师曰：息摇肩者，心中坚；息引胸中上气者，咳；息张口短气者，肺痿吐沫。

心中坚者，气实而出入阻，故息则摇肩；咳者气逆而肺失降，则息引胸中上气；肺痿吐沫者，气伤而布息难，则张口短气，此因病而害于气者也。

师曰：吸而微数，其病在中焦，实也，当下之则愈，虚者不治；在上焦者，其吸促；在下焦者，其吸远，此皆难治。呼吸动摇振振者，不治。

息兼呼吸而言，吸则专言入气也。中焦实，则气之入者不得下行，故吸微数，数犹促也，下之则实去气通而愈。若不系实而系虚，则为无根失守之气，顷将自散，故曰不治。或云中焦实而元气虚者，既不任受攻下而又不能自和，故不治，亦通；其实在上焦者，气不得入而辄还，则吸促，促犹短也；实在下焦者，气欲归而不骤及，则吸远，远犹长也。上下二病，并关脏气，非若中焦之实，可从下而去者，故曰难治。呼吸动摇振振者，气盛而形衰，不能居矣，故亦不治。

【点评】吸而微数，病在中焦属虚而不治者，既可因元气无根而失守，"顷将自散"，也可能是"中焦实而元气虚，既不任受攻下而又不能自和"。解读原文不执一说。

师曰：寸口脉动者，因其旺时而动。假令肝旺色青，四时各随其色。肝色青而反色白，非其时色脉，皆当病。

旺时，时至而气旺，脉乘之而动，而色亦应之。如肝旺于春，脉弦而色青，此其常也。推之四时，无不皆然。若色当青而反白，为非其时而有其色，不特肝病，肺亦当病矣，犯其旺气故也。故曰：色脉皆当病。

【点评】非其时色脉，"不特肝病，肺亦当病矣"，指出了"皆当病"之义。理解原文当"一隅三反"，尤氏在前述闻诊之辨中亦予强调。

问曰：有未至而至，有至而不至，有至而不去，有至而太过，何谓也？师曰：冬至之后，甲子夜半少阳起，少阳之时，阳始生，天得温和。以未得甲子，天因温和，此为未至而至也；以得甲子，而天未温和，为至而不至也；以得甲子，而天大寒不解，此为至而不去也；以得甲子，而天温如盛夏五六月时，此为至而太过也。

上之至谓时至，下之至谓气至，盖时有常数而不移，气无定刻而或迁也。冬至之后甲子，谓冬至后六十日也。盖古造历者，以十一月甲子朔夜半冬至为历元。依此推之，则冬至后六十日，当复得甲子，而气盈朔虚，每岁递迁，于是至日不必皆值甲子。当以冬至后六十日花甲一周，正当雨水之候为正。雨水者，冰雪解散而为雨水，天气温和之始也。云少阳起者，阳方起而出地，阳始生者。阳始盛而生物，非冬至一阳初生之谓也，窃尝论之矣。夏至一阴生，而后有小暑、大暑；冬至一阳生，而后有小寒、大寒。非阴生而反热，阳生而反寒也。天地之道，否不极则不泰；阴阳之气，剥不极则不复。夏至六阳尽于地上，而后一阴生于地下，是阴生之时，正阳极之时也。阳极而大热，阴极而大寒，自然之道也。则所谓阳始生天得温和者，其不得与冬至阳生同论也，审矣。至未得甲子而天已温，或已得甲子而天反未温，及已得甲子而天大寒不解，或如盛夏五六月时，则气之有盈有缩，为候之或后或先，而人在气交之中者，往往因之而病。惟至人为能与时消息而无忤耳。

【点评】指出"为候之或后或先"与气之盈缩有关，不能与之相适应则病，"能与时消息"则"无忤耳"，反映了天人相应的观念。对"少阳起"与"冬至一阳生"的解释颇为精妙。

师曰：病人脉浮者在前，其病在表；浮者在后，其病在里，腰痛背强不能行，必短气而极也。

前，谓关前；后，谓关后。关前为阳，关后为阴。关前脉浮者，以阳居阳，故病在表；关后脉浮者，以阳居阴，故病在里。然虽在里而系阳脉，则为表之里，而非里之里，故其病不在肠肾，而在腰背膝胫，而及其至，则必短气而极。所以然者，形伤不去，穷必及气，表病不除，久必归里也。

【点评】浮脉见于尺部，多有肾虚者。尤怡认为，关后脉浮"为表之里，而非里之里，故其病不在肠肾，而在腰背膝胫"似觉不妥。

问曰：经云厥阳独行，何谓也？师曰：此为有阳无阴，故称厥阳。

厥阳独行者，孤阳之气，厥而上行，阳失阴则越，犹夫无妻则荡也。《千金方》云："阴脉且解，血散不通，正阳遂厥，阴不往从。"此即厥阳独行之旨欤！

【点评】以夫妻关系比喻阴阳关系生动而易于理解。

问曰：寸脉沉大而滑，沉则为实，滑则为气，实气相搏，血气入脏即死，入腑即愈，此为卒厥，何谓也？师曰：唇口青①，身冷，为入脏，即死；如身和汗自出，为入腑，即愈。

实谓血实，气谓气实，实气相搏者，血与气并而俱实也。五脏者，藏而不泻；血气入之，卒不得还，神去机息，则唇青身冷而死；六腑者，传而不藏，血气入之，乍满乍泻，气还血行，则身和汗出而愈。《经》云：血之与气，并走于上，则为大厥，厥则暴死。气复反

———————

① 唇口青：《脉经》其前有"不知人"三字。

则生，不返则死是也。

问曰：脉脱入脏即死，入腑即愈，何谓也？师曰：非为一病，百病皆然。譬如浸淫疮，从口起流向四肢者，可治；从四肢流来入口者，不可治。病在外者可治，入里者即死。

脉脱者，邪气乍加，正气被遏，经隧不通，脉绝似脱，非真脱也，盖即暴厥之属。经曰：趺阳脉不出，脾不上下，身冷肤硬。又曰：少阴脉不至，肾气微，少精血，为尸厥，即脉脱之谓也。厥病入脏者，深而难出，气遏不复，则死；入腑者，浅而易通，气行脉出即愈。浸淫疮，疮之浸淫不已，《外台》所谓转广有汁，流绕周身者也。从口流向四肢者，病自内而之外，故可治；从四肢流来入口者，病自外而之里，故不可治。李玮西云：病在外二句，概指诸病而言，即上文"百病皆然"之意。"入里者死"如痹气入腹，脚气冲心之类。

【点评】入脏入腑是代表病邪继续发展或逐渐衰退的两种病机，是判断病情轻重的根据，并不是真正的入某一脏某一腑，正如尤怡之见："入腑者，浅而易通"，"血气入之，乍满乍泻，气还血行"，可治；"入脏者，深而难出"，"血气入之，卒不得还，神去机息"，不可治。另，"脉绝似脱，非真脱也，盖即暴厥之属"亦道出了"脉脱"的临床真意。

问曰：阳病十八，何谓也？师曰：头痛，项、腰、脊、臂、脚掣痛。阴病十八，何谓也？师曰：咳、上气、喘、哕、咽、肠鸣、胀满、心痛、拘急。五脏病各有十八，合为九十病。人又有六微，微有十八病，合为一百八病。五劳、七伤、六极、妇人三十六病，不在其中。清邪居上，浊邪居下，大邪中表，小邪中里，谷饦之邪①，从口入者，宿食也。五邪中人，各有法度，风中于前，寒中于暮，湿伤于下，雾伤于上；风令脉浮，寒令脉急，雾伤皮腠，湿流关节，食伤脾

---

① 谷饦之邪：赵开美刻本《仲景全书·金匮要略方论》作"谷饪之邪"。谷饪，指饮食。

胃；极寒伤经，极热伤络。

头、项、腰、脊、臂、脚六者，病兼上下。而通谓之阳者，以其在躯壳之外也。咳、上气、喘、哕、咽、肠鸣、胀满、心痛、拘急九者，病兼脏腑，而通谓之阴者，以其在躯壳之里也。在外者有营病、卫病、营卫交病之殊，是一病而有三也，三而六之，合则为十八，故曰阳病十八也；在里者有或虚或实之异，是一病而有二也，九而二之，合则为十八，故曰阴病十八也。五脏病各有十八，六微病又各有十八，则皆六淫邪气所生者也，盖邪气之中人者，有风、寒、暑、湿、燥、火之六种，而脏腑之受邪者，又各有气分、血分、气血并受之三端，六而三之，则为十八病，以十八之数推之，则五脏合得九十病，六微合得一百八病。至于五劳、七伤、六极，则起居、饮食、情志之所生也。妇人三十六病，则经月、产乳、带下之疾也。均非六气外淫所致，故曰不在其中。清邪，风露之邪，故居于上；浊邪，水土之邪，故居于下；大邪漫风，虽大而力散，故中于表；小邪，户牖隙风，虽小而气锐，故中于里；谷饪、饮食之属，入于口而伤于胃者也。是故邪气有清浊大小之殊，人身亦有上下、表里之别，莫不各随其类以相从，所谓各有法度也。故风为阳而中于前，寒为阴而中于暮①。湿气浊而伤于下，雾气清而伤于上，经脉阴而伤于寒，络脉阳而伤于热，合而言之，无非阳邪亲上，阴邪亲下，热气归阳，寒气归阴之理。

【点评】尤怡以营卫论躯体之病，以气血虚实论脏腑之病，较为清晰地阐释了原文中疾病之分类，并归纳了外邪中人的规律："无非阳邪亲上，阴邪亲下，热气归阳，寒气归阴"。

问曰：病有急当救里救表者，何谓也？师曰：病，医下之，续得下利清谷不止，身体疼痛者，急当救里；后身体疼痛，清便自调者，

---

① 暮：《金匮要略心典》陆氏双白燕堂刻本作"后"。

急当救表也。

治实证者，以逐邪为急；治虚证者，以养正为急。盖正气不固，则无以御邪而却疾，故虽身体疼痛，而急当救里；表邪不去，势必入里而增患，故既清便自调，则仍当救表也。

夫病痼疾，加以卒病，当先治其卒病，后乃治其痼疾也。

卒病易除，故当先治，痼疾难拔，故宜缓图，且勿使新邪得助旧疾也。读二条，可以知治病缓急先后之序。

【点评】以上两条之注点明了当据虚实以"逐邪"或"养正"；按新旧予先治与后治。

师曰：五脏病各有所得者愈，五脏病各有所恶，各随其所不喜者为病。病者素不应食，而反暴思之，必发热也。

所得、所恶、所不喜，该居处服食而言。如《脏气法时论》云：肝色青，宜食甘；心色赤，宜食酸；肺色白，宜食苦；肾气①黑，宜食辛；脾色黄，宜食咸。又，心病禁温食、热衣；脾病禁温食、饱食、湿地、濡衣；肺病禁寒饮食、寒衣；肾病禁焠焕热食、温炙衣。《宣明五气》篇所云：心恶热，肺恶寒，肝恶风，脾恶湿，肾恶燥。《灵枢·五味》所云：肝病禁辛，心病禁咸，脾病禁酸，肺病禁苦，肾病禁甘之属皆是也。五脏病各有所得而愈者，谓得其所宜之气之味之处，足以安脏气而却病气也。各随其所不喜为病者，谓得其所禁所恶之气之味之处，足以忤脏气而助病邪也。病者素不应食，而反暴思之者，谓平素所不喜之物，而反暴思之，由病邪之气，变其脏气使然，食之则适以助病气而增发热也。

【点评】以《内经》为据，指出五脏病患者如与服食、居处相适，可安脏气而却病邪，就恢复得快；反之，则忤脏气而助病

---

① 肾气：根据前后文推之应当为"肾色"。

邪，病情就会加重。

夫诸病在脏，欲攻之，当随其所得而攻之，如渴者，与猪苓汤。余皆仿此。

无形之邪，入结于脏，必有所据，水、血、痰、食，皆邪薮也。如渴者，水与热得，而热结在水，故与猪苓汤利其水，而热亦除；若有食者，食与热得，而热结在食，则宜承气汤下其食，而热亦去。若无所得，则无形之邪，岂攻法所能去哉。

【点评】从病因的角度释"所得"之义，并举例说明须因"所得"之不同而取相应的治法。

痉湿暍病脉证治第二

太阳病，发热无汗，反①恶寒者，名曰刚痉。
太阳病发热汗出而不②恶寒，名曰柔痉。

成氏曰：《千金》云，太阳中风，重感寒湿则变痉。太阳病，发热无汗为表实，则不当恶寒，今反恶寒者，则太阳中风。重感于寒，为痉病也，以其表实有寒，故曰刚痉；太阳病，发热汗出为表虚，则当恶寒，今不恶寒者，风邪变热，外伤筋脉为痉病也，以其表虚无寒，故曰柔痉。然痉者强也，其病在筋，故必兼有颈项强急，头热足寒，目赤头摇，口噤背反等证。仲景不言者，以痉字该之也。《活人书》亦云：痉证发热恶寒，与伤寒相似，但其脉沉迟弦细，而项背反张为异耳。

---

① 反：《针灸甲乙经》无"反"字，古本"反"作"及"。
② 不：《诸病源候论》无"不"字，《脉经》"不恶寒"下有细注："一云恶寒"四小字。

【点评】剖析了刚痉、柔痉形成的原因，明确指出痉病的病位"在筋"，症状必有"强"的特点，并引《活人书》指出痉与伤寒在脉症上的区别。

太阳病，发热，脉沉而细者，名曰痉，为难治。

太阳脉本浮，今反沉者，风得湿而伏，故为痉。痉脉本紧弦，今反细者，阴气适不足，故难治。

太阳病，发汗太多，因致痉。

夫风病下之则痉，复发汗，必拘急。

疮家①虽身疼痛，不可发汗，汗出则痉。

此原痉病之由，有此三者之异。其为脱液伤津则一也。盖病有太阳风寒不解，重感寒湿而成痉者；亦有亡血竭气，损伤阴阳，而病变成痉者。经云：气主煦之，血主濡之。又云：阳气者，精则养神，柔则养筋，阴阳既衰，筋脉失其濡养，而强直不柔矣。此痉病标本虚实之异，不可不辨也。

【点评】误治成痉概由"脱液伤津"。然痉之成既"有太阳风寒不解，重感寒湿而成"者，"亦有亡血竭气，损伤阴阳"所致者，见识又深一层。

病者身热足寒，颈项强急，恶寒，时头热，面赤目赤，独头动摇，卒口噤，背反张者，痉病也。若发其汗者，寒湿相得，其表益虚，即恶寒甚。发其汗已，其脉如蛇②。

痉病不离乎表，故身热恶寒；痉为风强病，而筋脉受之，故口噤、头项强、背反张、脉强直。《经》云：诸暴强直，皆属于风也。头热足寒，面目赤，头动摇者，风为阳邪，其气上行而又主动也。寒湿相得者，汗液之湿，与外寒之气，相得不解，而表气以汗而益虚，

---

① 疮家：素有疮疡或金刃创伤者。
② 若发其汗者，……其脉如蛇：《脉经》并无此25个字。

寒气得湿而转增，则恶寒甚也。其脉如蛇者，脉伏而曲，如蛇行也。痉脉本直，汗之则风去而湿存，故脉不直而曲也。

暴腹胀大者，为欲解。脉如故，反伏弦者，痉。

此即上文风去湿存之变证。魏氏云：风去不与湿相丽，则湿邪无所依著，必顺其下坠之性，而入腹作胀矣。风寒外解，而湿下行，所以为欲解也。如是诊之，其脉必浮而不沉，缓而不弦矣。乃其脉如故，而反加伏弦，知其邪内连太阴，里病转增，而表病不除，乃痉病诸证中之一变也。

夫痉脉按之紧如弦，直上下行。

紧如弦，即坚直之象。李氏曰：上下行者，自寸至尺，皆见紧直之脉也。《脉经》亦云：痉病脉坚伏，直上下行。

【点评】脉象是痉病病情的重要观测点，尤氏对"其脉如蛇""脉如故，反伏弦者""紧如弦"等变化作了独到的阐释，可参。

痉病有灸疮，难治。

有灸疮者，脓血久溃，穴俞不闭。娄全善云：即破伤风之意。盖阴伤而不胜风热，阳伤而不任攻伐也。故曰难治。

太阳病，其证备，身体强，几几然，脉反沉迟，此为痉，栝蒌桂枝汤主之。

太阳证备者，赵氏谓：太阳之脉，自足上行，循背至头项，此其所过之部而为之状者，皆是其证是也。几几，背强连颈之貌。沉本痉之脉，迟非内寒，乃津液少而营卫之行不利也。伤寒项背强几几，汗出恶风者，脉必浮数，为邪风盛于表。此证身体强几几然，脉反沉迟者，为风淫于外，而津伤于内，故用桂枝则同，而一加葛根以助其散，一加栝蒌根兼滋其内，则不同也。

【点评】太阳病，为"邪风盛于表"，痉病则为"风淫于外而津伤于内"，故"用桂枝则同，而一加葛根以助其散，一加栝楼根兼滋其内，则不同也"。简明地点出了二者的差别。

栝蒌桂枝汤方

栝蒌根_{二两}　桂枝_{三两}　芍药_{三两}　甘草_{二两}　生姜_{三两}　大枣_{十二枚}

上六味，以水九升，煮取三升。分温三服，微汗。汗不出，食顷，啜热粥发之。

太阳病，无汗而小便反少，气上冲胸，口噤不得语，欲作刚痉，葛根汤主之。

无汗而小便反少者，风寒湿甚，与气相持，不得外达，亦并不下行也。不外达，不下行，势必逆而上冲，为胸满，为口噤不得语，至面赤头摇，项背强直，所不待言，故曰欲作刚痉。葛根汤，即桂枝汤加麻黄、葛根，乃刚痉无汗者之正法也。

按：痉病多在太阳、阳明之交，身体强，口噤不得语，皆其验也。故加麻黄以发太阳之邪，加葛根兼疏阳明之经，而阳明外主肌肉，内主津液，用葛根者，所以通隧谷而逐风湿，加栝蒌者，所以生津液而濡经脉也。

【点评】因"痉病多在太阳、阳明之交"，故在桂枝汤基础上，"加麻黄以发太阳之邪，加葛根兼疏阳明之经"。

葛根汤方

葛根_{四两}　麻黄_{三两，去节}　桂枝　甘草_炙　芍药_{各二两}　生姜_{三两}
大枣_{十二枚}

上七味①，以水一斗，先煮麻黄、葛根，减二升，去沫，内诸药，煮取三升，去滓。温服一升，覆取微似汗，不须啜粥，余如桂枝汤法将息及禁忌。

---

① 上七味：《仲景全书·金匮要略方论》其后有"㕮咀"。

痉为病①，胸满口噤，卧不着席，脚挛急，必齘齿，可与大承气汤。

此痉病之属阳明瘀热者。阳明之筋起于足，结于跗；其直者上结于髀。阳明之脉，入齿中，挟口环唇；其支者，循喉咙，入缺盆下膈，故为是诸证。然无燥实见证，自宜涤热而勿荡实，乃不用调胃而用大承气者，岂病深热极，非此不能治欤。然曰可与，则犹有斟酌之意，用者慎之。

【点评】此痉病属阳明瘀热者，无燥实见证，"宜涤热而勿荡实"，点出了用大承气汤旨在急下存阴，并据原文"可与"，读出隐含之意，提醒大承气汤究为峻下之剂，于津液亏损者仍宜慎之。

大承气汤方

大黄四两，酒洗　厚朴半斤，去皮②　枳实五枚，炙　芒硝三合

上四味，以水一斗，先煮枳、朴，取五升，去滓，内大黄煮二升，去滓，内芒硝，更上微火一两沸，分温再服，得下余勿服。

太阳病，关节疼痛而烦，脉沉而细③者，此名中湿，亦名湿痹④。湿痹之候，小便不利，大便反快，但当利其小便。

湿为六淫之一，故其感人，亦如风寒之先在太阳。但风寒伤于肌腠，而湿则流入关节；风脉浮，寒脉紧，而湿脉则沉而细。湿性濡滞，而气重着，故亦名痹。痹者闭也。然中风者，必先有内风而后召外风；中湿者，亦必先有内湿而后感外湿，故其人平日土德不及而湿动于中，由是气化不速，而湿侵于外，外内合邪，为关节疼烦，为小

---

① 痉为病：《仲景全书·金匮要略方论》其后有细注"一本痉上有刚字"七小字。《金匮玉函经》《脉经》《针灸甲乙经》作"刚痉为病"。

② 去皮：《仲景全书·金匮要略方论》其前有"炙"字。

③ 脉沉而细：《金匮玉函经》《脉经》《千金翼方》"细"作"缓"字。《仲景全书·金匮要略方论》其后有细注"一作缓"三小字。

④ 湿痹：痹，闭也。湿邪侵袭，闭阻经脉气血，出现关节疼痛的病证。

便不利，大便反快。治之者必先逐内湿，而后可以除外湿，故曰当利其小便。东垣亦云：治湿不利小便，非其治也。然此为脉沉而小便不利者设耳，若风寒在表，与湿相搏，脉浮恶风，身重疼痛者，则必以麻黄、白术、薏苡、杏仁、桂枝、附子等，发其汗为宜矣。详见后条。

【点评】根据内外合邪之说，提出湿痹之治"必先逐内湿，而后可以除外湿"，当利小便为法，"若风寒在表，与湿相搏"，则又须配合汗法。

湿家①之为病，一身尽疼②，发热，身色如熏黄也。

湿外盛者，其阳必内郁。湿外盛为身疼，阳内郁则发热。热与湿合，交蒸互郁，则身色如熏黄。熏黄者，如烟之熏，色黄而晦，湿气沉滞故也；若热黄则黄而明，所谓身黄如橘子色也。

湿家，其人但头汗出，背强，欲得被覆向火。若下之早则哕，或胸满，小便不利③，舌上如苔者，以丹田有热，胸上有寒，渴欲得饮而不能饮，则口燥烦也。

寒湿居表，阳气不得外通而但上越，为头汗出，为背强，欲得被覆向火，是宜驱寒湿以通其阳。乃反下之，则阳更被抑，而哕乃作矣。或上焦之阳不布，而胸中满；或下焦之阳不化，而小便不利，随其所伤之处而为病也。舌上如苔者，本非胃热，而舌上津液燥聚，如苔之状，实非苔也。盖下后阳气反陷于下，而寒湿仍聚于上，于是丹田有热而渴欲得饮，胸上有寒而复不能饮，则口舌燥烦，而津液乃聚耳。

---

① 湿家：久患湿病者。
② 尽疼：《金匮玉函经》作"疼烦"。《仲景全书·金匮要略方论》其后有细注"一云疼烦"四小字。
③ 小便不利：《金匮玉函经》《脉经》《千金翼方》作"利"；《脉经》有细注"一云利"三小字。

湿家下之，额上汗出，微喘，小便利①者死；若下利不止者亦死。

湿病在表者宜汗，在里者宜利小便，苟非湿热蕴积成实，未可遽用下法。额汗出微喘，阳已离而上行；小便利，下利不止，阴复决而下走。阴阳离决，故死。一作小便不利者死，谓阳上游而阴不下济也，亦通。

【点评】以上两条论述湿家误下之变证，阐发仲景未言之病机。

风湿相搏，一身尽疼痛，法当汗出而解，值天阴雨不止，医云：此可发汗，汗之病不愈者，何也？盖发其汗，汗大出者，但风气去，湿气在，是故不愈也。若治风湿者，发其汗，但微微似欲汗出者，风湿俱去也。

风湿虽并为六淫之一，然风无形而湿有形，风气迅而湿气滞，值此雨淫湿胜之时，自有风易却而湿难除之势，而又发之速而驱之过，宜其风去而湿不与俱去也。故欲湿之去者，但使阳气内蒸而不骤泄，肌肉关节之间充满流行，而湿邪自无地可容矣。此发其汗，但微微似欲汗出之旨欤。

【点评】阐发"微微似欲汗"实乃"使阳气内蒸而不骤泄，肌肉关节之间充满流行"，则风去而湿邪无地可容。阐释清晰明了。

湿家病，身疼发热，面黄而喘，头痛鼻塞而烦，其脉大，自能饮食，腹中和无病，病在头中寒湿，故鼻塞，内药鼻中则愈。

寒湿在上，则清阳被郁。身疼、头痛、鼻塞者，湿上甚也；发热、面黄、烦喘者，阳上郁也；而脉大，则非沉细之比；腹和无病，则非小便不利，大便反快之比。是其病不在腹中而在头，疗之者宜但治其头，而毋犯其腹。内药鼻中，如瓜蒂散之属，使黄水出则寒湿去

---

① 小便利：《仲景全书·金匮要略方论》其后有细注"一云不利"四小字。

而愈，不必服药以伤其和也。

湿家身烦疼，可与麻黄加术汤，发其汗为宜，慎不可以火攻之。

身烦疼者，湿兼寒而在表也。用麻黄汤以散寒，用白术以除湿。喻氏曰：麻黄得术，则虽发汗，不至多汗。而术得麻黄，并可以行表里之湿。不可以火攻者，恐湿与热合而反增发热也。

麻黄加术汤方

麻黄三两，去节　桂枝二两，去皮　甘草一两，炙　白术四两　杏仁七十个，去皮尖

上五味，以水九升，先煮麻黄，减二升，去上沫，内诸药，煮取二升半，去滓，温服八合，覆取微似汗。

病者一身尽疼，发热，日晡所①剧者，此名风湿，此病伤于汗出当风，或久伤取冷所致也。可与麻黄杏仁薏苡甘草汤。

此亦散寒除湿之法。日晡所剧，不必泥定肺与阳明，但以湿无来去，而风有休作，故曰此名风湿。然虽言风而寒亦在其中，观下文云"汗出当风"，又曰"久伤取冷"，意可知矣。盖痉病非风不成，湿痹无寒不作，故以麻黄散寒，薏苡除湿，杏仁利气，助通泄之用，甘草补中，予胜湿之权也。

【点评】不为"日晡所剧"印定眼目，明其病涉风寒湿，直扣病机。

麻黄杏仁薏苡甘草汤方

麻黄半两　薏苡仁半两　杏仁十个，去皮尖　甘草一两，炙

上剉麻豆大，每服四钱匕，水一盏半，煎八分，去滓。温服，有微汗，避风。

风湿，脉浮，身重，汗出恶风者，防己黄芪汤主之。

---

①　日晡所：指下午3~5时。

风湿在表，法当从汗而解，乃汗不待发而自出，表尚未解而已虚，汗解之法不可守矣。故不用麻黄出之皮毛之表，而用防己驱之肌肤之里。服后如虫行皮中，及从腰下如冰，皆湿下行之征也。然非芪、术、甘草，焉能使卫阳复振，而驱湿下行哉？

【**点评**】从用药上明晰地阐述了固表祛湿之理。

防己黄芪汤方

防己一两　甘草半两，炙　白术七钱半　黄芪一两一分

上剉麻豆大，每抄五钱匕，生姜四片，大枣一枚，水盏半，煎八分，去滓，温服①。喘者，加麻黄半两；胃中不和者，加芍药三分；气上冲者，加桂枝三分；下有陈寒者，加细辛三分。服后当如虫行皮中，从腰下如冰，后坐被上，又以一被绕腰下，温令微汗，瘥。

伤寒八九日，风湿相搏，身体疼烦，不能自转侧，不呕不渴，脉浮虚而涩者，桂枝附子汤主之。若大便坚②，小便自利者，去桂枝加白术汤主之。

身体疼烦不能自转侧者，邪在表也；不呕不渴，里无热也，脉浮虚而涩，知其风湿外持，而卫阳不正，故以桂枝汤去芍药之酸收，加附子之辛温，以振阳气而敌阴邪。若大便坚，小便自利，知其在表之阳虽弱，而在里之气犹治，则皮中之湿，自可驱之于里，使从水道而出，不必更发其表，以危久弱之阳矣。故于前方去桂枝之辛散，加白术之苦燥，合附子之大力健行者，于以并走皮中而逐水气，亦因势利导之法也。

桂枝附子汤方

桂枝四两　附子三枚，炮去皮，破八片　生姜三两，切　甘草二两，炙　大枣十二枚，擘

---

①　温服：《仲景全书·金匮要略方论》其后有"良久再服"四字。
②　大便坚：《脉经》《外台秘要》作"大便硬"。

上五味，以水六升，煮取二升，去滓，分温三服。

白术附子汤方

白术一两① 附子一枚半，炮去皮 甘草二两②，炙 生姜一两半，切 大枣六枚

上五味，以水三升，煮取一升，去滓，分温三服。一服觉身痹，半日许再服，三服都尽，其人如冒状，勿怪，即是术、附并走皮中逐水气，未得除故耳。

风湿相搏，骨节疼烦，掣痛不得屈伸，近之则痛剧，汗出短气，小便不利，恶风不欲去衣，或身微肿者，甘草附子汤主之。

此亦湿胜阳微之证。其治亦不出助阳散湿之法。云得微汗则解者，非正发汗也，阳复而阴自解耳。夫风湿在表，本当从汗而解，麻黄加术汤、麻黄杏仁薏苡甘草汤，其正法也；而汗出表虚者，不宜重发其汗，则有防己、黄芪实表行湿之法；而白术、附子，则又补阳以为行者也。表虚无热者，不可遽发其阳，则有桂枝附子温经散湿之法；而甘草、附子，则兼补中以为散者也。即此数方，而仲景审病之微，用法之变，盖可见矣。

【点评】归纳治疗风湿诸法诸方的特点，简明扼要。

甘草附子汤方

甘草二两，炙 附子二枚，炮去皮 白术二两 桂枝四两

上四味，以水六升，煮取三升，去滓。温服一升，日三服。初服得微汗则解，能食，汗出复烦者，服五合。恐一升多者，宜服六七合为妙。

太阳中暍，发热恶寒，身重而疼痛，其脉弦细芤迟。小便已，洒

① 白术一两：《仲景全书·金匮要略方论》作"白术二两"。
② 甘草二两：《仲景全书·金匮要略方论》作"甘草一两"。

洒然毛耸，手足逆冷，小有劳，身即热，口开，前板齿燥^①。若发其汗，则恶寒甚；加温针，则发热甚；数下之，则淋甚。

中暍即中暑，暑亦六淫之一，故先伤太阳而为寒热也。然暑，阳邪也，乃其证反身重疼痛，其脉反弦细而迟者，虽名中暍，而实兼湿邪也。小便已，洒洒毛耸者，太阳主表，内合膀胱，便已而气馁也。手足逆冷者，阳内聚而不外达，故小有劳，即气出而身热也。口开前板齿燥者，热盛于内，而气淫于外也。盖暑虽阳邪，而气恒与湿相合，阳求阴之义也。暑因湿入，而暑反居湿之中，阴包阳之象也。治之者一如分解风湿之法，辛以散湿，寒以凉暑可矣。若发汗则徒伤其表，温针则更益其热，下之则热且内陷，变证随出，皆非正治暑湿之法也。

太阳中热者，暍是也。汗出恶寒，身热而渴，白虎加人参汤主之。

中热亦即中暑，暍即暑之气也。恶寒者，热气入则皮肤缓，腠理开，开则洒然寒，与伤寒恶寒者不同。发热汗出而渴，表里热炽，胃阴待涸，求救于水，故与白虎加人参以清热生阴，为中暑而无湿者之法也。

【点评】点出中热与伤寒同见恶寒，但机制有别。

白虎加人参汤方

知母_{六两}　石膏_{一斤，碎，绵裹}　甘草_{二两，炙}　粳米_{六合}　人参_{三两}

上五味，以水一斗，煮米熟汤成，去滓，温服一升，日三服。

太阳中暍，身热疼重而脉微弱，此以夏月伤冷水，水行皮中所致也，一物瓜蒂汤主之。

暑之中人也，阴虚而多火者，暑即寓于火之中，为汗出而烦渴；

① 口开，前板齿燥：《仲景全书·金匮要略方论》作"口前开，板齿燥"，据《古今医统正脉全书·金匮玉函要略方论》改。

阳虚而多湿者，暑即伏于湿之内，为身热而疼重，故暑病恒以湿为病，而治湿即所以治暑。瓜蒂苦寒，能吐能下，去身面四肢水气，水去而暑无所依，将不治而自解矣，此治中暑兼湿者之法也。

【点评】暑多兼湿，治暑莫忘治湿，有时"治湿即所以治暑"，瓜蒂汤即"治中暑兼湿者之法也"。

瓜蒂汤方

瓜蒂二十个

上剉，以水一升，煮取五合，去滓，顿服。

百合狐惑阴阳毒病脉证治第三

论曰：百合病者，百脉一宗，悉致其病也。意欲食，复不能食，常默然①，欲卧不能卧，欲行不能行，饮食或有美时，或有不用闻食臭时，如寒无寒，如热无热，口苦，小便赤，诸药不能治，得药则剧吐利，如有神灵者，身形如和，其脉微数。每溺时头痛者，六十日乃愈；若溺时头不痛，淅淅然②者，四十日愈；若溺快然，但头眩者，二十日愈。其证或未病而预见，或病四五日而出，或二十日，或一月微见者，各随证治之。

百脉一宗者，分之则为百脉，合之则为一宗。悉致其病，则无之非病矣，然详其证，意欲食矣，而复不能食；常默然静矣，而又躁不得卧；饮食或有时美矣，而复有不欲闻食臭时；如有寒如有热矣，而又不见为寒不见为热；诸药不能治，得药则剧吐利矣，而又身形如和。全是恍惚去来，不可为凭之象。惟口苦、小便赤、脉微数，则其

---

① 常默然：《仲景全书·金匮要略方论》作"常默默"。
② 淅淅然：《仲景全书·金匮要略方论》作"淅然"。

常也。所以者何？热邪散漫，未统于经，其气游走无定，故其病亦去来无定。而病之所以为热者，则征于脉，见于口与便，有不可掩然者矣。夫膀胱者，太阳之府，其脉上至巅顶，而外行皮肤。溺时头痛者，太阳乍虚，而热气乘之也；淅然快然，则递减矣。夫乍虚之气，溺已即复，而热淫之气，得阴乃解。故其甚者，必六十日之久，诸阴尽集，而后邪退而愈，其次四十日，又其次二十日，热瘥减者，愈瘥速也。此病多于伤寒热病前后见之，其未病而预见者，热气先动也；其病后四五日，或二十日，或一月见者，遗热不去也。各随其证以治，具如下文。

【点评】指出百合病乃热邪散漫之病，在诸多恍惚去来无定之象中，当征于脉、口与便。

百合病发汗后者，百合知母汤主之。

人之有百脉，犹地之有众水也，众水朝宗于海，百脉朝宗于肺，故百脉不可治，而可治其肺。百合味甘平微苦，色白入肺，治邪气，补虚清热，故诸方悉以之为主，而随证加药治之，用知母者，以发汗伤津液故也。

【点评】"百脉不可治，而可治其肺"，据肺朝百脉之理，抓住了百合病治法之要。

百合知母汤方

百合七枚，擘　知母三两

上先以水洗百合，渍一宿，当白沫出，去其水，别以泉水二升，煎取一升，去滓；别以泉水二升，煎知母取一升；后合煎取一升五合，分温再服。

百合病下之后者，百合滑石代赭汤①主之。

百合病不可下而下之，必伤其里，乃复以滑石、代赭者，盖欲因下药之势，而抑之使下，导之使出，亦在下者引而竭之之意也。

【点评】百合病误下后津伤热重，升降失常，用此方清心润肺，清热和胃。以"因下药之势，而抑之使下，导之使出""在下者引而竭之"作解似觉不妥。

百合滑石代赭汤方

百合七枚，擘　滑石三两，碎，绵裹　代赭石如弹丸大一枚，碎，绵裹

上先煎百合如前法；别以泉水二升，煎滑石、代赭，取一升，去滓；后合和重煎，取一升五合，分温再服。

百合病，吐之后者，百合鸡子汤主之。

本草鸡子安五脏，治热疾，吐后脏气伤而病不去，用之不特安内，亦且攘外也。

百合鸡子汤方

百合七枚，擘　鸡子黄一枚

上先煎百合如前法，了②，内鸡子黄搅匀，煎五分，温服。

百合病，不经吐、下、发汗，病形如初者，百合地黄汤主之。

此则百合病正治之法也。盖肺主行身之阳，肾主行身之阴。百合色白入肺，而清气中之热；地黄色黑入肾，而除血中之热。气血既治，百脉俱清，虽有邪气，亦必自下。服后大便如漆，则热除之验也。《外台》云：大便当出黑沫。

【点评】以五行理论说明方药之功。

---

① 百合滑石代赭汤：《仲景全书·金匮要略方论》作"滑石代赭汤"。
② 上先煎百合如前法，了：《仲景全书·金匮要略方论》作"上先以水洗百合，渍一宿，当白沫出，去其水，更以泉水二升，煎取一升，去滓"。

百合地黄汤方

百合七枚，擘　生地黄汁一升

上先煎百合如前法，了①，内地黄汁，煎取一升五合，温分再服，中病勿更服。大便当如漆。

百合病，一月不解，变成渴者，百合洗方主之。

病久不解而变成渴，邪热留聚在肺也。单用百合渍水外洗者，以皮毛为肺之合，其气相通故也。洗已食煮饼。

按：《外台》云：洗身讫，食白汤饼，今傅饦也。本草粳米、小麦并除热止渴，勿以咸豉者，恐咸味耗水而增渴也。

百合洗方

百合一升②，以水一斗，渍之一宿，以洗身。洗已食煮饼③，勿以咸豉④也。

百合病，渴不瘥者，栝蒌牡蛎散主之。

病变成渴，与百合洗方而不瘥者，热盛而津伤也。栝蒌根苦寒，生津止渴，牡蛎咸寒，引热下行，不使上烁也。

栝蒌牡蛎散方

栝蒌根　牡蛎熬，等分

上为细末，饮服方寸匕，日三服。

百合病，变发热者⑤，百合滑石散主之。

病变发热者，邪聚于里而见于外也。滑石甘寒，能除六腑之热。得微利，则里热除而表热自退。

---

① 上先煎百合如前法，了：《仲景全书·金匮要略方论》作"上以水洗百合，渍一宿，当白沫出，去其水，更以泉水二升，煎取一升，去滓"。

② 百合一升：《仲景全书·金匮要略方论》前有"上以"二字。

③ 煮饼：指淡面条之类。

④ 咸豉：即咸的豆豉。《仲景全书·金匮要略方论》作"盐豉"。

⑤ 发热者：《仲景全书·金匮要略方论》后细注"一云发寒热"五小字。

百合滑石散方

百合一两，炙　滑石三两

上为散，饮服方寸匕，日三服。当微利者，止服，热则除。

百合病，见于阴者，以阳法救之；见于阳者，以阴法救之。见阳攻阴，复发其汗，此为逆；见阴攻阳，乃复下之，此亦为逆。

病见于阴，甚必及阳；病见于阳，穷必归阴。以法救之者，养其阳以救阴之偏，则阴以平而阳不伤；补其阴以救阳之过，则阳以和而阴不敝。《内经》"用阴和阳，用阳和阴"之道也。若见阳之病而攻其阴，则并伤其阴矣，乃复发汗，是重伤其阳也，故为逆；见阴之病而攻其阳，则并伤其阳矣，乃复下之，是重竭其阴也，故亦为逆。以百合为邪少虚多之证，故不可直攻其病，亦不可误攻其无病，如此。

【点评】据阴阳学说阐明百合病治疗大法。

狐惑之为病，状如伤寒，默默欲眠，目不得闭，卧起不安。蚀于喉为惑，蚀于阴为狐。不欲饮食，恶闻食臭，其面目乍赤、乍黑、乍白。蚀于上部则声嗄①，甘草泻心汤主之。

蚀于下部则咽干，苦参汤洗之。

蚀于肛者，雄黄熏之。

狐惑，虫病，即巢氏所谓䘌病也。默默欲眠，目不得闭，卧起不安，其躁扰之象，有似伤寒少阴热证，而实为䘌之乱其心也；不欲饮食，恶闻食臭，有似伤寒阳明实证，而实为虫之扰其胃也；其面目乍赤、乍黑、乍白者，虫之上下聚散无时，故其色更改不一，甚者脉亦大小无定也。盖虽虫病，而能使人惑乱而狐疑，故名曰狐惑。徐氏曰：蚀于喉为惑，谓热淫于上，如惑乱之气感而生惑；蚀于阴为狐，谓热淫于下，柔害而幽隐，如狐性之阴也，亦通。蚀于上部，即蚀于喉之谓，故声嗄，蚀于下部，即蚀于阴之谓，阴内属于肝，而咽门为

---

①　声嗄：声音嘶哑。《仲景全书·金匮要略方论》作"声喝（一作嗄）"。

肝胆之候出《千金》，病自下而冲上，则咽干也。至生虫之由，则赵氏所谓湿热停久，蒸腐气血而成瘀浊，于是风化所腐而成虫者当矣。甘草泻心，不特使中气运而湿热自化，抑亦苦辛杂用，足胜杀虫之任；其苦参、雄黄则皆清燥杀虫之品，洗之熏之，就其近而治之耳。

甘草泻心汤方

甘草_{四两，炙} 黄芩 干姜 人参_{各三两} 半夏_{半升} 黄连_{一两} 大枣_{十二枚}

上七味，以水一斗，煮取六升，去滓，再煎，取三升，温服一升，日三服。

苦参汤方①

苦参一升，以水一斗，煎取七升，去滓，熏洗日三。

雄黄熏法

雄黄一味为末，筒瓦二枚合之，烧，向肛熏之②。

病者脉数无热，微烦，默默但欲卧，汗出，初得之三四日，目赤如鸠眼，七八日，目四眦③黑，若能食者，脓已成也，赤豆当归散主之。

脉数微烦，默默但欲卧，热盛于里也；无热汗出，病不在表也；三四日目赤如鸠眼者，肝脏血中之热，随经上注于目也。经热如此，脏热可知，其为蓄热不去，将成痈肿无疑。至七八日目四眦黑，赤色极而变黑，则痈尤甚矣。夫肝与胃，互为胜负者也，肝方有热，势必以其热侵及于胃，而肝既成痈，胃即以其热并之于肝，故曰：若能食者，知脓已成也。且脓成则毒化，毒化则不特胃和而肝亦和矣。赤

---

① 苦参汤方：《仲景全书·金匮要略方论》未载苦参汤方。《古今医统正脉全书·金匮玉函要略方论》在"洗之"后有"苦参汤方：苦参一升，以水一斗，煎取七升，去滓，熏洗，日三"。

② 向肛熏之：《仲景全书·金匮要略方论》在其后细注云"《脉经》云：病人或从呼吸上蚀其咽，或从下焦蚀其肛阴，蚀上为惑，蚀下为狐，狐惑病者，猪苓散主之"。

③ 目四眦：两眼的内角、外角。眦，眼角。

豆、当归乃排脓血除湿热之良剂也。

再按：此一条，注家有目为狐惑病者，有目为阴阳毒者，要之亦是湿热蕴毒之病，其不腐而为虫者，则积而为痈。不发于身面者，则发于肠脏，亦病机自然之势也。仲景意谓与狐惑阴阳毒，同源而异流者，故特论列于此钦。

【点评】认为狐惑乃虫病，诸症病机均以虫论之，思路不免有所受限，但述及赤豆当归散亦指出其为"排脓血除湿热之良剂"，所论亦属允当。

赤豆当归散方

赤小豆三升，浸令芽出曝干　当归十两①

上二味，杵为散，浆水服方寸匕，日三服。

阳毒之为病，面赤斑斑如锦纹，咽喉痛，吐脓血。五日可治，七日不可治，升麻鳖甲汤主之。

阴毒之为病，面目青，身痛如被杖，咽喉痛。五日可治，七日不可治，升麻鳖甲汤去雄黄、蜀椒主之。

毒者，邪气蕴蓄不解之谓。阳毒非必极热，阴毒非必极寒。邪在阳者为阳毒，邪在阴者为阴毒也。而此所谓阴阳者，亦非脏腑气血之谓，但以面赤斑斑如锦纹，咽喉痛，唾脓血，其邪着而在表者谓之阳；面目青，身痛如被杖，咽喉痛，不唾脓血，其邪隐而在表之里者谓之阴耳。故皆得用辛温升散之品，以发其蕴蓄不解之邪，而亦并用甘润咸寒之味，以安其邪气经扰之阴。五日邪气尚浅，发之犹易，故可治；七日邪气已深，发之则难，故不可治。其蜀椒、雄黄二物，阳毒用之者，以阳从阳，欲其速散也；阴毒去之者，恐阴邪不可劫，而阴气反受损也。

---

① 当归十两：《备急千金要方》作"当归三两"。

【点评】尤怡所说："阳毒非必极热，阴毒非必极寒。邪在阳者为阳毒，邪在阴者为阴毒也"，大体可理解为阴阳毒是以邪之著隐，偏表偏里分阴阳，治疗则皆用"辛温升散之品，以发其蕴蓄不解之邪"。

升麻鳖甲汤方

升麻　当归　甘草各二两　蜀椒一两，炒去汗　鳖甲手指大一片，炙　雄黄半两，研

上六味，以水四升，煮取一升，顿服之，老小再服取汗，《肘后》《千金方》阳毒用升麻汤，无鳖甲有桂；阴毒用甘草汤，无雄黄。

疟病脉证并治第四

师曰：疟脉自弦，弦数者多热，弦迟者多寒。弦小紧者下之瘥，弦迟者可温之，弦紧者可发汗、针灸也，浮大者可吐之，弦数者风发①也，以饮食消息止之②。

疟者少阳之邪，弦者少阳之脉，有是邪，则有是脉也。然疟之舍，固在半表半里之间，而疟之气，则有偏多偏少之异。故其病有热多者，有寒多者，有里多而可下者，有表多而可汗、可吐者，有风从热出，而不可以药散者，当各随其脉而施治也。徐氏曰：脉大者为阳，小者为阴，紧虽寒脉，小紧则内入而为阴矣。阴不可从表散，故曰下之愈。迟既为寒，温之无疑。弦紧不沉，为寒脉而非阴脉，非阴故可发汗、针灸也。疟脉概弦，而忽浮大，知邪在高分，高者引而越之，故可吐。喻氏曰：仲景既云弦数者多热矣，而复申一义云，弦数者风发，见多热不已，必至于极热，热极则生风，风生则肝木侮土而

---

① 风发：感受外邪而发热。风，泛指外邪。
② 以饮食消息止之：指适当的饮食调理。《外台秘要》作"消息之"。消息，斟酌之意。

传其热于胃，坐耗津液，此非可徒求之药，须以饮食消息，止其炽热，即梨汁、蔗浆，生津止渴之属，正《内经》风淫于内，治以甘寒之旨也。

【点评】指出疟为少阳之邪，弦为典型之脉，其病在半表半里之间，因疟气之偏多偏少而见不同之症，当各随其脉症而施治。

病疟以月一日发，当十五日愈，设不瘥，当月尽解。如其不瘥，当云何？师曰：此结为癥瘕，名曰疟母，急治之，宜鳖甲煎丸。

天气十五日一更，人之气亦十五日一更，气更则邪当解也，否则三十日天人之气再更，而邪自不能留矣，设更不愈，其邪必假血依痰，结为癥瘕，僻处胁下，将成负固不服之势，故宜急治，鳖甲煎丸，行气逐血之药颇多，而不嫌其峻，一日三服，不嫌其急，所谓乘其未集而击之也。

【点评】指出疟母为疟邪"假血依痰"而成，故用"行气逐血之药颇多"的鳖甲煎丸治之，一日三服，不嫌其峻，不嫌其急，当"乘其未集而击之"。

鳖甲煎丸方

鳖甲十二分，炙　乌扇三分，烧，即射干　黄芩三分　柴胡六分　鼠妇三分，熬　干姜　大黄　桂枝　石韦去毛　厚朴　紫葳即凌霄　阿胶各三分　芍药　牡丹去心　䗪虫各五分　半夏一分　葶苈　人参各一分　瞿麦二分　蜂窠四分　炙赤硝十二分　蜣蜋六分，熬　桃仁二分，去皮尖研

上二十三味，为末，取煅灶下灰一斗，清酒一斛五升，浸灰，俟酒尽一半，着鳖甲于中，煮令泛烂加胶漆，绞取汁，内诸药，煎为丸，如梧子大，空心服七丸，日三服。

《千金方》用鳖甲十二片，又有海藻三分，大戟一分，无鼠妇、赤硝二味。

师曰：阴气孤绝，阳气独发，则热而少气烦冤^①，手足热而欲呕，名曰瘅疟^②。若但热不寒者，邪气内藏于心，外舍分肉^③之间，令人消烁^④肌肉。

此与《内经》论瘅疟文大同。夫阴气虚者，阳气必发，发则足以伤气而耗神，故少气烦冤也。四肢者，诸阳之本，阳盛则手足热也。欲呕者，热干胃也。邪气内藏于心者，瘅为阳邪，心为阳脏，以阳从阳，故邪外舍分肉，而其气则内通心脏也。消烁肌肉者，肌肉为阴，阳极则阴消也。

温疟者，其脉如平，身无寒但热，骨节烦疼，时呕，白虎加桂枝汤主之。

此与《内经》论温疟文不同，《内经》言其因，此详其脉与证也。瘅疟、温疟，俱无寒但热，俱呕，而其因不同。瘅疟者，肺素有热，而加外感，为表寒里热之证，缘阴气内虚，不能与阳相争，故不作寒也。温疟者，邪气内藏肾中，至春夏而始发，为伏气外出之证，寒蓄久而变热，故亦不作寒也。脉如平者，病非乍感，故脉如其平时也，骨节烦疼，时呕者，热从肾出，外舍于其合，而上并于阳明也。白虎甘寒除热，桂枝则因其势而达之耳。

【点评】点出瘅疟与温疟之别，前者为"肺素有热，而加外感，为表寒里热之证"，后者乃"邪气内藏肾中，至春夏而始发，为伏气外出之证"。并指出温疟因其"热从肾出，外舍于其合，而上并于阳明"，故治宜白虎加桂枝汤。

白虎加桂枝汤方

知母_{六两}　石膏_{一斤}　甘草_{二两，炙}　粳米_{二合}　桂枝_{三两}

---

① 烦冤：烦闷不舒。
② 瘅疟：热盛阴伤，但热不寒的疟病。
③ 分肉：前人谓肌肉外层为白肉，内层为赤肉，赤白之间界限分明，故名。
④ 消烁：消减，耗损。

上五味，以水一斗，煮米熟汤成，去滓，温服一升。日三①。

疟多寒者，名曰牡疟②，蜀漆散主之。

疟多寒者，非真寒也。阳气为痰饮所遏，不得外出肌表，而但内伏心间。心，牡脏也，故名牡疟。蜀漆能吐疟痰，痰去则阳伸而寒愈，取云母、龙骨者，以蜀漆上越之猛，恐并动心中之神与气也。

【点评】方义阐述简明，但另有"牝疟"一说，亦当相参。

蜀漆散方

蜀漆洗去腥　云母③烧二日夜　龙骨等分

上三味，杵为散，未发前以浆水服半钱匕④。

附《外台秘要》三方

牡蛎汤

牡蛎　麻黄各四两　甘草二两　蜀漆三两

上四味，以水八升，先煮蜀漆、麻黄，去上沫，得六升，内诸药，煮取二升，温服一升。若吐则勿更服。

按：此系宋·孙奇等所附，盖亦蜀漆散之意，而外攻之力较猛矣。赵氏云：牡蛎软坚消结，麻黄非独散寒，且可发越阳气，使通于外，结散阳通，其病自愈。

---

① 上五味，以水一斗……日三：《仲景全书·金匮要略方论》与本书方后煎服法不同，作"上剉，每五钱，水一盏半，煎至八分，去滓，温服，汗出愈"。

② 牡疟：《外台秘要》引《伤寒论》原文，将"牡疟"改为"牝疟"。《医方考》云："牝，阴也。无阳之名，故多寒名牝疟"。

③ 云母：明代赵开美刻本《金匮要略方论》作"云实"。

④ 未发前以浆水服半钱匕：明代赵开美刻本《金匮要略方论》其有"温疟加蜀漆半分，临发时服一钱匕"14个字。

柴胡去半夏加栝蒌根汤 治疟病发渴者，亦治劳疟。

柴胡八两 人参 黄芩 甘草各三两 栝蒌根四两 生姜二两 大枣十二枚

上七味，以水一斗二升，煮取六升，去滓，再煎，取三升，温服一升。日二服。

柴胡桂姜汤 治疟。寒多微有热，或但寒不热，服一剂如神。

柴胡半斤 桂枝三两 干姜二两 栝蒌根四两 黄芩三两 甘草二两，炙 牡蛎二两，熬

上七味，以水一斗，煮取六升，去滓，再煎，取三升，温服一升，日三。初服微烦，复服汗出便愈。

赵氏曰：此与牡疟相类而实非，牡疟邪客心下，此风寒湿痹于肌表，肌表既痹，阳气不得通于外，遂郁伏于营血之中，阳气化热，血滞成瘀，着于其处，遇卫气行阳二十五度及之，则病作，其邪之入营者，既无外出之势，而营之素痹者，亦不出而与阳争，故少热或无热也，是用柴胡为君，发其郁伏之阳，黄芩为佐，清其半里之热，桂枝、干姜，所以通肌表之痹，栝蒌根、牡蛎，除留热，消瘀血，甘草和诸药，调阴阳也，得汗则痹邪散，血热行，而病愈矣。

中风历节病脉证并治第五

夫风之为病，当半身不遂，或但臂不遂者，此为痹。脉微而数，中风使然。

风彻于上下，故半身不遂，痹闭于一处，故但臂不遂。以此见风重而痹轻，风动而痹着也。风从虚入，故脉微，风发而成热，故脉数。曰中风使然者，谓痹病亦是风病，但以在阳者则为风，而在阴者则为痹耳。

寸口脉浮而紧，紧则为寒，浮则为虚；寒虚相搏，邪在皮肤；浮者血虚，络脉空虚；贼邪不泻，或左或右；邪气反缓，正气即急；正气引邪，㖞僻不遂①。邪在于络，肌肤不仁；邪在于经，即重不胜；邪入于腑，即不识人；邪入于脏，舌即难言，口吐涎。

寒虚相搏者，正不足而邪乘之，为风寒初感之诊也。浮为血虚者，气行脉外而血行脉中，脉浮者沉不足，为血虚也。血虚则无以充灌皮肤，而络脉空虚，并无以捍御外气，而贼邪不泻，由是或左或右，随其空处而留着矣。邪气反缓，正气即急者，受邪之处，筋脉不用而缓，无邪之处，正气独治而急，缓者为急者所引，则口目为僻，而肢体不遂，是以左㖞者邪反在右，右㖞者邪反在左。然或左或右，则有邪正缓急之殊，而为表为里，亦有经络脏腑之别。《经》云：经脉为里，支而横者为络，络之小者为孙。是则络浅而经深，络小而经大，故络邪病于肌肤，而经邪病连筋骨，甚而入腑，又甚而入脏，则邪递深矣。盖神藏于脏，而通于腑，腑病则神窒于内，故不识人。诸阴皆连舌本，脏气厥不至舌下，则机息于上，故舌难言，而涎自出也。

【点评】明确阐释了中风脉症的机制。

侯氏黑散　治大风四肢烦重，心中恶寒不足者②。

菊花四十分　白术　防风各十分　桔梗八分　黄芩五分　细辛　干姜人参　茯苓　当归　川芎　牡蛎　矾石　桂枝各三分

上十四味，杵为散，酒服方寸匕，日一服，初服二十日，温酒调服，禁一切鱼肉大蒜，常宜冷食③，六十日止，即药积腹中不下也，热食即下矣，冷食自能助药力。

---

① 㖞僻不遂：指口眼㖞斜，不能随意运动。
② 心中恶寒不足者：《仲景全书·金匮要略方论》其后有"《外台》治疯癫"。
③ 常宜冷食：《仲景全书·金匮要略方论》其后有"自能助药力"五字。

此方亦孙奇等所附，而去风除热，补虚下痰之法具备。以为中风之病，莫不由是数者所致云尔，学者得其意，毋泥其迹可也。

【点评】从方之功用明疾病之所由，可师其法而不泥其方。

寸口脉迟而缓，迟则为寒，缓则为虚，营缓则为亡血，卫缓①则为中风，邪气中经，则身痒而瘾疹，心气不足，邪气入中，则胸满而短气。

迟者行之不及，缓者至而无力，不及为寒，而无力为虚也。沉而缓者为营不足，浮而缓者为卫中风，卫在表而营在里也，经不足而风入之，血为风动，则身痒而瘾疹。心不足而风中之，阳用不布，则胸满而短气，经行肌中，而心处胸间也。

风引汤　除热瘫痫。

大黄　干姜　龙骨各四两　桂枝三两　甘草　牡蛎各二两　寒水石　滑石　赤石脂　白石脂　紫石英　石膏各六两

上十二味，杵粗筛，以韦囊盛之，取三指撮，井花水三升，煮三沸，温服一升。治大人风引，少小惊痫瘛疭，日数发，医所不疗。除热方。巢氏云：脚气宜风引汤。

此下热清热之剂，孙奇以为中风多从热起，故特附于此欤。中有姜、桂、石脂、龙、蛎者，盖以涩驭泄，以热监寒也。然亦猛剂，用者审之。

防己地黄汤　治病如狂状，妄行，独语不休，无寒热，其脉浮。

防己　甘草各一分　桂枝　防风各三分

上四味，以酒一杯，渍之，绞取汁，生地黄二斤，㕮咀，蒸之如斗米饭久，以铜器盛药汁，更绞地黄汁，和，分再服。

狂走谵语，身热脉大者，属阳明也，此无寒热，其脉浮者，乃血

---

① 缓：《脉经》作"迟"，以对应前面之"寸口脉迟而缓"，可参。

虚生热，邪并于阳而然。桂枝、防风、防己、甘草，酒浸取汁，用是轻清，归之于阳，以散其邪，用生地黄之甘寒，熟蒸使归于阴，以养血除热，盖药生则散表，熟则补衰，此煎煮法，亦表里法也。赵氏

头风摩散

大附子一枚　盐等分

上二味，为散，沐了，以方寸匕，摩疾上，令药力行。

寸口脉沉而弱，沉即主骨，弱即主筋，沉即为肾，弱即为肝。汗出入水中，如水伤心，历节痛，黄汗出，故曰历节。

此为肝肾先虚，而心阳复郁，为历节黄汗之本也。心气化液为汗，汗出入水中，水寒之气从汗孔入侵心脏，外水内火，郁为湿热，汗液则黄，浸淫筋骨，历节乃痛。历节者，遇节皆痛也。盖非肝肾先虚，则虽得水气，未必便入筋骨，非水湿内侵，则肝肾虽虚，未必便成历节。仲景欲举其标，而先究其本，以为历节多从虚得之也。

按：后《水气》篇中云，黄汗之病，以汗出入水中浴，水从汗孔入得之。合观二条，知历节、黄汗，为同源异流之病。其瘀郁上焦者，则为黄汗，其并伤筋骨者，则为历节也。

【点评】强调历节之病，本为肝肾亏虚，标为水湿内侵。此条联系其后《水气病》篇相关内容，对历节和黄汗之异同进行了比较，可知"历节、黄汗，为同源异流之病"。

跌阳脉浮而滑，滑则谷气实，浮则汗自出。

少阴脉浮而弱，弱则血不足，浮则为风，风血相搏，即疼痛如掣。

盛人脉涩小，短气，自汗出，历节疼，不可屈伸，此皆饮酒汗出当风所致。

跌阳脉浮者风也，脉滑者谷气盛也。汗生于谷，而风性善泄，故汗自出。风血相搏者，少阴血虚而风复扰之，为疼痛如掣也。跌阳少阴二条合看，知阳明谷气盛者，风入必与汗偕出，少阴血不足者，风

入遂着而成病也。盛人脉涩小短气者，形盛于外，而气歉于内也。自汗出，湿复胜也。缘酒客湿本内积，而汗出当风，则湿复外郁，内外相召，流入关节，故历节痛不可屈伸也。合三条观之，汗出入水者，热为湿郁也，风血相搏者，血为风动也，饮酒汗出当风者，风湿相合也。历节病因，有是三者不同，其为从虚所得则一也。

【点评】归纳历节病因，皆"为从虚所得"，抓住了历节病机的本质。

诸肢节疼痛，身体尪羸①，脚肿如脱，头眩短气，温温欲吐，桂枝芍药知母汤主之。

诸肢节疼痛，即历节也。身体尪羸，脚肿如脱，形气不足，而湿热下甚也。头眩短气，温温欲吐，湿热且从下而上冲矣，与脚气冲心之候颇同。桂枝、麻黄、防风，散湿于表，芍药、知母、甘草，除热于中，白术、附子，驱湿于下，而用生姜最多，以止呕降逆，为湿热外伤肢节，而复上冲心胃之治法也。

【点评】简要分析了桂枝芍药知母汤散湿于表、除热于中、驱湿于下的遣药组方之义。

桂枝芍药知母汤方

桂枝四两　芍药三两　甘草　麻黄各二两　附子二枚，炮　白术　知母　防风各四两　生姜五两

上九味，以水七升，煮取二升，温服七合，日三服。

味酸则伤筋，筋伤则缓，名曰泄。咸则伤骨，骨伤则痿，名曰枯。枯泄相搏，名曰断泄。营气不通，卫不独行，营卫俱微，三焦无所御，四属断绝，身体羸瘦，独足肿大，黄汗出，胫冷。假令发热，

① 身体尪羸：《仲景全书·金匮要略方论》作"身体魁羸"，指关节肿大，身体瘦弱。

便为历节也。

此亦内伤肝肾，而由于滋味不节者也。枯泄相搏，即筋骨并伤之谓。曰断泄者，言其生气不续，而精神时越也。营不通因而卫不行者，病在阴而及于阳也。不通不行，非壅而实，盖即营卫涸流之意。四属，四肢也。营卫者，水谷之气，三焦受气于水谷，而四肢禀气于三焦，故营卫微，则三焦无气而四属失养也。由是精微不化于上，而身体羸瘦，阴浊独注于下，而足肿胫冷黄汗出，此病类似历节黄汗，而实非水湿为病，所谓肝肾虽虚，未必便成历节者是也。而虚病不能发热，历节则未有不热者，故曰假令发热，便为历节。后《水气》篇中又云：黄汗之病，两胫自冷，假令发热，此属历节。盖即黄汗历节而又致其辨也。详见本文。

病历节不可屈伸，疼痛，乌头汤主之。

此治寒湿历节之正法也。寒湿之邪，非麻黄、乌头不能去，而病在筋节，又非如皮毛之邪，可一汗而散者，故以黄芪之补，白芍之收，甘草之缓，牵制二物，俾得深入而去留邪。如卫瓘监钟邓入蜀，使其成功而不及于乱，乃制方之要妙也。

【点评】用历史典故妙喻乌头汤药物之配合。

乌头汤 亦治脚气疼痛，不可屈伸。

麻黄　芍药　黄芪　甘草各三两，炙　乌头五枚，㕮咀，以蜜二升煎取一升即出乌头

上四味，以水三升，煮取一升，去滓，内蜜煎中，更煎之，服七合。不知，尽服之。

矾石汤

治脚气冲心。

矾石二两

上一味，以浆水一斗五升，煎三五沸，浸脚良。

脚气之病，湿伤于下，而气冲于上。矾石味酸涩性燥，能却水收湿解毒，毒解湿收，上冲自止。

附方

古今录验续命汤 治中风痱，身体不能自收持，口不能言，冒昧不知痛处，或拘急不得转侧。

麻黄　桂枝　甘草　干姜　石膏　当归　人参各三两　杏仁四十粒川芎一两五钱

上九味，以水一斗，煮取四升，温服一升，当小汗，薄覆脊，凭几坐，汗出则愈，不汗更服。无所禁，勿当风。并治但伏不得卧，咳逆上气，面目浮肿。

痱者，废也。精神不持，筋骨不用，非特邪气之扰，亦真气之衰也。麻黄、桂枝所以散邪；人参、当归所以养正；石膏合杏仁助散邪之力；甘草合干姜为复气之需。乃攻补兼行之法也。

千金三黄汤 治中风手足拘急，百节疼痛，烦热心乱，恶寒，经日不欲饮食。

麻黄五分　独活四分　细辛　黄芪各二分　黄芩三分

上五味，以水六升，煮取二升，分温三服，一服小汗出，二服大汗出。心热加大黄二分，腹满加枳实一枚，气逆加人参三分，悸加牡蛎三分，渴加栝蒌根三分，先有寒加附子一枚。

近效术附汤 治风虚头重眩，苦极，不知食味，暖肌补中，益精气。

白术一两　附子一枚半，炮去皮　甘草一两，炙

上三味剉，每五钱匕，姜五片，枣一枚，水盏半，煎七分，去滓温服。

崔氏八味丸 治脚气上入少腹不仁。

熟地黄八两　山茱萸　山药各四两　泽泻　茯苓　牡丹皮各三两　桂

枝　附子_{各一两，炮}

上八味，末之，炼蜜和丸梧子大，酒下十五丸，日再服。

肾之脉，起于足而入于腹，肾气不治，湿寒之气，随经上入，聚于少腹，为之不仁，是非驱湿散寒之剂所可治者，须以肾气丸补肾中之气，以为生阳化湿之用也。

【点评】"生阳化湿之用"道出了治湿之理。

千金越婢加术汤　治肉极热，则身体津脱，腠理开，汗大泄，厉风气，下焦脚弱。

麻黄_{六两}　石膏_{半斤}　生姜_{二两}　甘草_{二两}　白术_{四两}　大枣_{十五枚}

上六味，以水六升，先煮麻黄，去上沫，内诸药，煮取三升，分温三服。恶风加附子一枚，炮。

血痹虚劳病脉证并治第六

问曰：血痹之病，从何得之？师曰：夫尊荣人[①]，骨弱肌肤盛，重因[②]疲劳汗出，卧不时动摇，加被微风，遂得之。但以脉自微，涩在寸口，关上小紧[③]，宜针引阳气，令脉和紧去则愈。

阳气者，卫外而为固也。乃因疲劳汗出，而阳气一伤，卧不时动摇，而阳气再伤，于是风气虽微，得以直入血中而为痹。《经》云：邪入于阴则痹也。脉微为阳微，涩为血滞，紧则邪之征也。血中之邪，始以阳气伤而得入，终必得阳气通而后出。而痹之为病，血既以风入而痹于外，阳亦以血痹而止于中，故必针以引阳使出，阳出而邪

---

① 尊荣人：养尊处优之人。
② 重因：《仲景全书·金匮要略方论》作"重困"。
③ 但以脉自微，涩在寸口，关上小紧：《新编金匮方论》作"但以脉自微涩，在寸口、关上小紧"。

去，邪去而脉紧乃和，血痹乃通，以是知血分受痹，不当独治其血矣。

血痹阴阳俱微，寸口关上微，尺中小紧，外证身体不仁，如风痹状，黄芪桂枝五物汤主之。

阴阳俱微，赅人迎、趺阳、太溪为言。寸口关上微，尺中小紧，即阳不足而阴为痹之象。不仁者，肌体顽痹，痛痒不觉，如风痹状，而实非风也。黄芪桂枝五物，和荣之滞，助卫之行，亦针引阳气之意。以脉阴阳俱微，故不可针而可药，《经》所谓阴阳形气俱不足者，勿刺以针而调以甘药也。

【点评】认为血痹乃阳气伤，邪入血中，阴血痹阻不通所致，"终必得阳气通而后出"，"不当独治其血"，故治疗血痹当以通阳宣痹为主。用黄芪桂枝五物汤抑或针刺，视情而定。临床亦可两者兼用。

黄芪桂枝五物汤方

黄芪三两　　芍药三两　　桂枝三两　　生姜六两　　大枣十二枚

上五味，以水六升，煮取二升，温服七合，日三服①。

夫男子平人脉大为劳，脉极虚亦为劳。

阳气者，烦劳则张，故脉大。劳则气耗，故脉极虚。李氏曰：脉大非气盛也，重按必空濡。大者，劳脉之外暴者也；极虚者，劳脉之内衰者也。

【点评】阐明虚劳两种脉象所反映的病机。

男子面色薄，主渴及亡血。卒喘悸，脉浮者，里虚也。

渴者热伤阴气，亡血者不华于色，故面色薄者，知其渴及亡血

---

① 日三服：此句后，《仲景全书·金匮要略方论》有"一方有人参"五字。

也。李氏曰：劳者气血俱耗，气虚则喘，血虚则悸。卒者，猝然见此病也。脉浮为里虚，以劳则真阴失守，孤阳无根，气散于外，而精夺于内也。

男子脉虚沉弦，无寒热，短气里急，小便不利，面色白，时目瞑兼衄，少腹满，此为劳使之然。

劳之为病，其脉浮大，手足烦，春夏剧，秋冬瘥，阴寒精自出，酸削不能行①。

男子脉浮弱而涩，为无子，精气清冷。

脉虚沉弦者，劳而伤阳也，故为短气里急，为小便不利，少腹满，为面色白，而其极则并伤其阴而目瞑兼衄。目瞑，目不明也。脉浮者，劳而伤阴也，故为手足烦，为酸削不能行，为春夏剧而秋冬瘥，而其极则并伤其阳而阴寒精自出，此阴阳互根，自然之道也。若脉浮弱而涩，则精气交亏而清冷不温，此得之天禀薄弱，故当无子。

【点评】虚劳诸症为伤阳、伤阴所致，"此阴阳互根，自然之道也"。

夫失精家少腹弦急，阴头寒，目眩②，发落，脉极虚芤迟，为清谷、亡血、失精。脉得诸芤动微紧，男子失精，女子梦交，桂枝龙骨牡蛎汤③主之。

脉极虚芤迟者，精失而虚及其气也，故少腹弦急，阴头寒而目眩。脉得诸芤动微紧者，阴阳并乖而伤及其神与精也，故男子失精，女子梦交。沈氏所谓劳伤心气，火浮不敛，则为心肾不交，阳泛于上，精孤于下，火不摄水，不交自泄，故病失精。或精虚心相内浮，扰精而出，则成梦交者是也。徐氏曰：桂枝汤外证得之，能解肌去邪气，内证得之，能补虚调阴阳，加龙骨、牡蛎者，以失精梦交为神精

---

① 酸削不能行：指两腿酸痛消瘦，行动困难。
② 目眩：此后《仲景全书·金匮要略方论》有"一作目眩痛"五字。
③ 桂枝龙骨牡蛎汤：《脉经》作"桂枝加龙骨牡蛎汤"，《仲景全书·金匮要略方论》同。

间病，非此不足以收敛其浮越也。

【点评】关于桂枝龙骨牡蛎汤的方义，所引"桂枝汤外证得之，能解肌去邪气，内证得之，能补虚调阴阳，加龙骨、牡蛎者"，"收敛其浮越也"之言，简明扼要。

桂枝龙骨牡蛎汤方

桂枝　芍药　生姜各三两　甘草二两　大枣十二枚　龙骨　牡蛎各三两

上七味，以水七升，煮取三升，分温三服。

天雄散方①

天雄三两，炮　白术八两　桂枝六两　龙骨三两

上四味，杵为散，酒服半钱匕，日三服，不知，稍增之。

按：此疑亦后人所附，为补阳摄阴之用也。

男子平人脉虚弱细微者，喜盗汗也。

人年五六十，其病脉大者，痹侠背行，若肠鸣、马刀侠瘿者，皆为劳得之。

脉沉小迟，名脱气，其人疾行则喘喝，手足逆寒，腹满，甚则溏泄，食不消化也。

脉弦而大，弦则为减，大则为芤，减则为寒，芤则为虚，虚寒相搏，此名为革。妇人则半产漏下，男子则亡血失精。

平人、不病之人也。脉虚弱细微，则阴阳俱不足矣。阳不足者不能固，阴不足者不能守，是其人必善盗汗。人年五六十，精气衰矣，而病脉反大者，是其人当有风气也。痹侠背行，痹之侠脊者，由阳气不足，而邪气从之也。若肠鸣、马刀、侠瘿者，阳气以劳而外张，火热以劳而上逆。阳外张，则寒动于中而为腹鸣，火上逆，则与痰相搏

---

① 天雄散方：本方无主治证候，据《医方考》云："此为补阳摄阴之方，治男子失精，腰膝冷痛。"可从。

而为马刀、侠瘿。李氏曰：瘿生乳腋下曰马刀，又夹生颈之两旁者为侠瘿。侠者挟也。马刀，蛎蛤之属，疮形似之，故名马刀。瘿，一作缨，发于结缨之处。二疮一在颈，一在腋下，常相联络，故俗名疬串。脉沉小迟，皆阴象也。三者并见，阴盛而阳乃亡矣，故名脱气，其人疾行则喘喝者，气脱而不固也。由是外无气而手足逆冷，胃无气而腹满，脾无气而溏泄食不化，皆阳微气脱之证也。脉弦者阳不足，故为减为寒，脉大者阴不足，故为芤为虚，阴阳并虚，外强中干。此名为革，又变革也。妇人半产、漏下，男子亡血、失精，是皆失其产乳生育之常矣，故名曰革。

虚劳里急，悸，衄，腹中痛，梦失精，四肢酸疼，手足烦热，咽干口燥，小建中汤主之。

此和阴阳调营卫之法也。夫人生之道，曰阴曰阳，阴阳和平，百疾不生。若阳病不能与阴和，则阴以其寒独行，为里急，为腹中痛，而实非阴之盛也。阴病不能与阳和，则阳以其热独行，为手足烦热，为咽干、口燥，而实非阳之炽也。昧者以寒攻热，以热攻寒，寒热内贼，其病益甚。惟以甘酸辛药，和合成剂，调之使和，则阳就于阴，而寒以温，阴就于阳，而热以和，医之所以贵识其大要也，岂徒云寒可治热，热可治寒而已哉。或问：和阴阳调营卫是矣，而必以建中者，何也？曰：中者，脾胃也，营卫生成于水谷，而水谷转输于脾胃，故中气立，则营卫流行而不失其和。又中者四运之轴，而阴阳之机也，故中气立，则阴阳相循，如环无端，而不极于偏。是方甘与辛合而生阳，酸得甘助而生阴，阴阳相生，中气自立，是故求阴阳之和者，必于中气，求中气之立者，必以建中也。

【点评】虚劳是阴阳两虚之病，尤氏以"阳病不能与阴和""阴病不能与阳和"阐释本条寒热错杂之症，并指出"和阴阳"是治疗虚劳之"大要"。欲调阴阳，必以建中，"中气立，则营卫流行而不失其和"，"中气立，则阴阳相循"，"是故求阴阳之和者，必于中气，求中气之立者，必以建中也"。小建中汤为辛甘生阳，酸甘化阴，建中和阴阳之良方也。将中气与阴阳的关系阐释得相当透彻。

小建中汤方

桂枝三两　甘草二两　芍药六两　大枣十二枚　生姜三两　饴糖一升

上六味①，以水七升，煮取三升，去滓，内胶饴，更上微火消解，温服一升，日三服②。

虚劳里急，诸不足，黄芪建中汤主之。

里急者，里虚脉急，腹中当引痛也。诸不足者，阴阳诸脉，并俱不足，而眩、悸、喘喝、失精、亡血等证，相因而至也。急者缓之必以甘，不足者补之必以温，而充虚塞空，则黄芪尤有专长也。

【点评】黄芪为补气主药，言其"充虚塞空"甚为形象。

黄芪建中汤方

即③小建中汤内加黄芪一两半，余依上法。气短、胸满者，加生姜。腹满者，去枣，加茯苓一两半，及疗肺虚损不足，补气，加半夏三两。

虚劳腰痛，少腹拘急，小便不利者，八味肾气丸主之。

下焦之分，少阴主之，少阴虽为阴脏，而中有元阳，所以温经脏，行阴阳，司开阖者也。虚劳之人，损伤少阴肾气，是以腰痛，少腹拘急，小便不利，程氏所谓肾间动气已损者是矣。八味肾气丸补阴之虚，可以生气，助阳之弱，可以化水，乃补下治下之良剂也。

【点评】肾气丸既可补阴，也能助阳，是补肾气之代表方。

---

① 上六味：《千金翼方》作"五味，㕮咀"，胶饴不在其内。
② 日三服：此句后《仲景全书·金匮要略方论》有"呕家不可用建中汤，以甜故也"。
③ 即：《仲景全书·金匮要略方论》作"于"。

八味肾气丸方 见妇人杂病

虚劳诸不足，风气百疾，薯蓣丸主之。

虚劳证多有挟风气者，正不可独补其虚，亦不可着意去风气。仲景以参、地、芎、归、苓、术补其气血，胶、麦、姜、枣、甘、芍益其营卫，而以桔梗、杏仁、桂枝、防风、柴胡、白蔹、黄卷、神曲去风行气，其用薯蓣最多者，以其不寒不热，不燥不滑，兼擅补虚去风之长，故以为君，谓必得正气理而后风气可去耳。

【点评】虚劳病正气已大虚，往往挟外邪，故"不可独补其虚，亦不可着意去风气"，须扶正兼以祛邪，则"正气理而后风气可去"，薯蓣丸实为良方。

薯蓣丸方

薯蓣三十分　人参七分　白术六分　茯苓五分　甘草二十八分　当归十分　干地黄十分　芍药六分　川芎六分　麦冬六分　阿胶七分　干姜三分　大枣百枚，为膏　桔梗五分　杏仁六分　桂枝十分　防风六分　神曲十分　豆黄卷十分　柴胡五分　白蔹二分

上二十一味，末之，炼蜜和丸，如弹子大，空腹酒服一丸，一百丸为剂。

虚劳虚烦不得眠，酸枣仁汤主之。

人寤则魂寓于目，寐则魂藏于肝。虚劳之人，肝气不荣，则魂不得藏，魂不藏，故不得眠。酸枣仁补肝敛气，宜以为君。而魂既不归容，必有浊痰燥火乘间而袭其舍者，烦之所由作也，故以知母、甘草，清热滋燥，茯苓、川芎，行气除痰。皆所以求肝之治，而宅其魂也。

【点评】指出酸枣仁汤之安神，乃是通过补肝、清热滋燥、行气除痰，使魂归其所。

酸枣仁汤方

酸枣仁_{二升}　甘草_{一两}　知母　茯苓_{各二两}　川芎_{一两}①

上五味，以水八升，煮酸枣仁得六升，内诸药，煮取三升，分温三服。

五劳虚极羸瘦，腹满不能饮食，食伤、忧伤、饮伤、房室伤、饥伤、劳伤、经络营卫气伤，内有干血，肌肤甲错，两目黯黑。缓中补虚，大黄䗪虫丸主之。

虚劳症有挟外邪者，如上所谓风气百疾是也。有挟瘀郁者，则此所谓五劳诸伤，内有干血者是也。夫风气不去，则足以贼正气而生长不荣。干血不去，则足以留新血而渗灌不周，故去之不可不早也。此方润以濡其干，虫以动其瘀，通以去其闭，而仍以地黄、芍药、甘草和养其虚，攻血而不专主于血，一如薯蓣丸之去风而不着意于风也。喻氏曰：此世俗所称干血劳之良治也。血瘀于内，手足脉相失者宜之，兼入琼玉膏补润之剂尤妙。

【点评】同样阐明了在治疗虚劳时祛邪与扶正的关系，并以"濡其干，动其瘀，去其闭，养其虚"数语很好地概括了大黄䗪虫丸的作用特点。

大黄䗪虫丸方

大黄_{十分，蒸}　黄芩_{二两}　甘草_{三两}　桃仁_{一升}　杏仁_{一升}　芍药_{四两}
干地黄_{十两}　干漆_{一两，烧，令烟尽}　虻虫_{一升，去翅、足，熬}　水蛭_{百枚，熬}
蛴螬_{百枚，熬}　䗪虫_{半升，熬}

上十二味，末之，炼蜜和丸，小豆大，酒服五丸，日三服。

---

① 川芎一两：其后《仲景全书·金匮要略方论》有"《深师》有生姜二两"。

附方

千金翼炙甘草汤① 治虚劳不足，汗出而闷，脉结悸，行动如常，不出百日，危急者十一日死。

甘草四两，炙 桂枝 生姜各三两 麦冬半升 麻仁半升 人参 阿胶各三两 大枣三十枚 生地黄一斤

上九味，以酒七升，水八升，先煮八味，取三升，去滓，内胶消尽，温服一升，日三服。

脉结是营气不行，悸则血亏而心无所养，营滞血亏，而更出汗，岂不立槁乎？故虽行动如常，断云不出百日，知其阴亡而阳绝也。人参、桂枝、甘草、生姜，行身之阳，胶、麦、麻、地，行身之阴，盖欲使阳得复行阴中而脉自复也。后人只喜用胶、地等而畏姜、桂，岂知阴凝燥气，非阳不能化耶。徐氏

肘后獭肝散 治冷劳，又主鬼疰一门相染。

獭肝一具，炙干末之，水服方寸匕，日三服。

肺痿肺痈咳嗽上气病脉证治第七

问曰：热在上焦者，因咳为肺痿。肺痿之病，从何得之？师曰：或从汗出，或从呕吐，或从消渴②，小便利数，或从便难，又被快药③下利，重亡津液，故得之。曰：寸口脉数，其人咳，口中反有浊

---

① 千金翼炙甘草汤：其后《仲景全书·金匮要略方论》有"一云复脉汤"五字，且其人参、阿胶为各二两。
② 消渴：口渴不已。
③ 快药：峻猛泻下药。

唾涎沫①者何？师曰：为肺痿之病。若口中辟辟燥②，咳即胸中隐隐痛，脉反滑数，此为肺痈，咳唾脓血。脉数虚者为肺痿，数实者为肺痈。

此设为问答，以辨肺痿、肺痈之异。热在上焦二句，见《五脏风寒积聚》篇，盖师有是语，而因之以为问也。汗出、呕吐、消渴、二便下多，皆足以亡津液而生燥热，肺虚且热，则为痿矣。口中反有浊唾涎沫者，肺中津液，为热所迫而上行也。或云肺既痿而不用，则饮食游溢之精气，不能分布诸经，而但上溢于口，亦通。口中辟辟燥者，魏氏以为肺痈之痰涎脓血，俱蕴蓄结聚于肺脏之内，故口中反干燥，而但辟辟作空响燥咳而已。然按下肺痈条亦云：其人咳，咽燥不渴，多唾浊沫。则肺痿肺痈二证多同，惟胸中痛，脉滑数，唾脓血，则肺痈所独也。比癀而论之，痿者萎也，如草木之萎而不荣，为津烁而肺焦也；痈者壅也，如土之壅而不通，为热聚而肺癀③也。故其脉有虚实不同，而其数则一也。

【点评】"以辨肺痿、肺痈之异"直接点题。并联系后文《五脏风寒积聚》篇的条文加以理解，前后相参是为学习《金匮》之良法。对肺痿口中有浊唾涎沫者，一解为"肺中津液，为热所迫而上行"；一解为"饮食游溢之精气，不能分布诸经，而但上溢于口"，对原文的理解不拘泥板滞。

问曰：病咳逆，脉之何以知此为肺痈？当有脓血，吐之则死，其脉何类？师曰：寸口脉微而数，微则为风，数则为热，微则汗出，数则恶寒。风中于卫，呼气不入；热过于营，吸而不出。风伤皮毛，热

---

① 浊唾涎沫：浊唾指稠痰，涎沫指稀痰。
② 辟辟燥：形容口中干燥。
③ 癀(tuí 颓)：疑为"溃"。

伤血脉①。风舍于肺，其人则咳，口干喘满，咽燥不渴，多②唾浊沫，时时振寒。热之所过，血为之凝滞，蓄结痈脓，吐如米粥。始萌可救，脓成则死。

此原肺痈之由，为风热蓄结不解也。凡言风脉多浮或缓，此云微者，风入营而增热，故脉不浮而反微，且与数俱见也。微则汗出者，气伤于热也；数则恶寒者，阴反在外也。呼气不入者，气得风而浮，利出而艰入也；吸而不出者，血得热而壅，气亦为之不伸也。肺热而壅，故口干而喘满。热在血中，故咽燥而不渴，且肺被热迫，而反从热化，为多唾浊沫。热盛于里，而外反无气，为时时振寒。由是热蓄不解，血凝不通，而痈脓成矣。吐如米粥，未必便是死证，至浸淫不已，肺叶腐败，则不可治矣。故曰始萌可救，脓成则死。

【点评】对肺痈病机的解释亦属畅达。

上气面浮肿，肩息，其脉浮大不治，又加利尤甚。

上气喘而躁者，此为肺胀，欲作风水，发汗则愈。

上气面浮肿，肩息，气但升而不降矣。脉复浮大，则阳有上越之机，脉偏盛者，偏绝也。又加下利，是阴复从下脱矣，阴阳离决，故当不治。肩息，息摇肩也。上气喘而躁者，水性润下，风性上行，水为风激，气凑于肺，所谓激而行之，可使在山者也，故曰欲作风水。发汗令风去，则水复其润下之性矣，故愈。

【点评】所述症状之机，治疗之理一目了然。

肺痿，吐涎沫而不咳者，其人不渴，必遗尿，小便数，所以然者，以上虚不能制下故也。此为肺中冷，必眩，多涎唾，甘草干姜汤

---

① 脉：《新编金匮方论》作"肺"。
② 多：《新编金匮方论》作"时"。

以温之①。若服汤已渴者，属消渴。

此举肺痿之属虚冷者，以见病变之不同。盖肺为娇脏，热则气烁，故不用而痿，冷则气沮，故亦不用而痿也。遗尿、小便数者，肺金不用而气化无权，斯膀胱无制而津液不藏也。头眩、多涎唾者，《经》云上虚则眩，又云上焦有寒，其口多涎也。甘草、干姜，甘辛合用，为温肺复气之剂。服后病不去而加渴者，则属消渴。盖小便数而渴者为消，不渴者，非下虚即肺冷也。

【点评】指出"热则气烁""冷则气沮"皆可致肺痿。

甘草干姜汤方

甘草四两，炙　干姜二两，炮

上㕮咀，以水三升，煮取一升五合，去滓分温再服。

咳而上气，喉中水鸡声，射干麻黄汤主之。

咳而上气，肺有邪，则气不降而反逆也。肺中寒饮，上入喉间，为呼吸之气所激，则作声如水鸡。射干、紫菀、款冬降逆气，麻黄、细辛、生姜发邪气，半夏消饮气，而以大枣安中，五味敛肺，恐劫散之药，并伤及其正气也。

射干麻黄汤方

射干三两　麻黄　生姜各四两　细辛　紫菀　款冬花各三两　大枣七枚　半夏半升②　五味③半升

上九味，以水一斗二升，先煮麻黄两沸，去上沫，内诸药，煮取三升，分温三服。

咳逆上气，时时吐浊，但坐不得眠，皂荚丸主之。

浊，浊痰也。时时吐浊者，肺中之痰，随上气而时出也。然痰虽

---

① 以温之：《脉经》作"以温其脏"；其后无"若服汤已渴者，属消渴"九字。

② 半升：《仲景全书·金匮要略方论》作"大者洗八枚"。

③ 五味：《仲景全书·金匮要略方论》作"五味子"。

出而满不减，则其本有固而不拔之势，不迅而扫之不去也。皂荚味辛入肺，除痰之力最猛，饮以枣膏，安其正也。

皂荚丸方

皂荚八两，刮去皮，酥炙

上一味，末之，蜜丸梧子大，以枣膏和汤服三丸，日三夜一服。

【点评】以上两条对方证病机与方义的解释贴切而简明。

咳而脉浮者，厚朴麻黄汤主之。咳而脉沉者，泽漆汤主之。

此不详见证，而但以脉之浮沉为辨而异其治。按：厚朴麻黄汤与小青龙加石膏汤大同，则散邪蠲饮之力居多。而厚朴辛温，亦能助表，小麦甘平，则同五味敛安正气者也。泽漆汤以泽漆为主，而以白前、黄芩、半夏佐之，则下趋之力较猛，虽生姜、桂枝之辛，亦只为下气降逆之用而已，不能发表也。仲景之意，盖以咳皆肺邪，而脉浮者气多居表，故驱之使从外出为易；脉沉者气多居里，故驱之使从下出为易，亦因势利导之法也。

【点评】以两条对勘，通过药物配伍分析，辨出厚朴麻黄汤与泽漆汤两方的作用特点及所治。二方虽皆主咳证，但同中有异：前者"咳而脉浮"，气多居表，当发表散邪蠲饮；后者"咳而脉沉"，气多居里，则应逐饮祛邪，下趋之势较猛。

厚朴麻黄汤方

厚朴五两　麻黄四两　石膏如鸡子大　杏仁半升　半夏六升　干姜　细辛各二两　小麦一升　五味①半升

上九味，以水一斗二升，先煮小麦熟，去滓，内诸药，煮取三升，温服一升，日三服。

---

①　五味：《仲景全书·金匮要略方论》作"五味子"。

泽漆汤方

半夏_{半升}　泽漆_{三升，以东流水五斗煮取一斗五升}　紫参　生姜　白前_{各五两}　甘草　黄芩　人参　桂枝_{各三两}

上九味，㕮咀，内泽漆汤中，煮取五升，温服五合，至夜尽。

火逆上气，咽喉不利，止逆下气，麦门冬汤主之。

火热挟饮致逆，为上气，为咽喉不利，与表寒挟饮上逆者悬殊矣。故以麦冬之寒治火逆，半夏之辛治饮气，人参、甘草之甘，以补益中气。盖从外来者，其气多实，故以攻发为急；从内生者，其气多虚，则以补养为主也。

【点评】强调此证病机既有"火热"，亦有"挟饮"，并指出病之外来、内生者治各有侧重。

麦门冬汤方

麦门冬_{七升}　半夏_{一升}　人参　甘草_{各二两}　粳米_{三合}　大枣_{十二枚}

上六味，以水一斗二升，煮取六升，温服一升，日三夜一服。

肺痈喘不得卧，葶苈大枣泻肺汤主之。

肺痈喘不得卧，肺气被迫，亦已甚矣，故须峻药顿服，以逐其邪。葶苈苦寒，入肺泄气闭，加大枣甘温以和药力，亦犹皂荚丸之饮以枣膏也。

【点评】点出葶苈苦寒之峻须和以大枣之甘温，祛邪之时兼顾护正，并引皂荚丸以佐论之，注重条文间的联系。

葶苈大枣泻肺汤方

葶苈_{熬令黄色，捣丸如鸡子大}　大枣_{十二枚}

上先以水三升，煮枣取二升，去枣内葶苈，煮取一升，顿服。

咳而胸满，振寒脉数，咽干不渴，时出浊唾腥臭，久久吐脓如米粥者，为肺痈，桔梗汤主之。

此条见证，具如前第二条所云，乃肺痈之的证也。此病为风热所壅，故以苦梗开之，热聚则成毒，故以甘草解之。而甘倍于苦，其力似乎太缓，意者痈脓已成，正伤毒溃之时，有非峻剂所可排击者，故药不嫌轻耳。后附外台桔梗白散，治证与此正同，方中桔梗、贝母同用，而无甘草之甘缓，且有巴豆之毒热，似亦以毒攻毒之意。然非病盛气实，非峻药不能为功者，不可侥幸一试也，是在审其形之肥瘠，与病之缓急而善其用焉。

【点评】联系附方外台桔梗白散，阐释肺痈脓溃之时，须据邪正盛衰而调整用药之峻缓。

桔梗汤方①

桔梗一两②　甘草二两

上以水三升，煮取一升，分温再服，则吐脓血也。

咳而上气，此为肺胀，其人喘，目如脱状，脉浮大者，越婢加半夏汤主之。

外邪内饮，填塞肺中，为胀为喘，为咳而上气。越婢汤散邪之力多，而蠲饮之力少，故以半夏辅其未逮。不用小青龙者，以脉浮且大，病属阳热，故利辛寒，不利辛热也。目如脱状者，目睛胀突，如欲脱落之状，壅气使然也。

【点评】点明越婢加半夏汤与小青龙汤作用点之不同。

越婢加半夏汤方

麻黄六两　石膏半斤　生姜三两　大枣十五枚　甘草二两　半夏半升

上六味，以水六升，先煮麻黄，去上沫，内诸药，煮取三升，分

---

① 桔梗汤方：此方后《仲景全书·金匮要略方论》有"亦治血痹"四字。
② 一两：《千金》作"三两"，《外台》引《集验》作"二两"。

温三服。

肺胀，咳而上气，烦躁而喘，脉浮者心下有水，小青龙加石膏汤主之。

此亦外邪内饮相搏之证，而兼烦躁，则挟有热邪，麻、桂药中，必用石膏，如大青龙之例也。又此条见证，与上条颇同，而心下寒饮则非温药不能开而去之，故不用越婢加半夏，而用小青龙加石膏，温寒并进，水热俱捐，于法尤为密矣。

【点评】病机概括甚是精要。二方所主病证皆有饮邪，一为饮热郁肺，病属阳热，一为心下寒饮，兼挟热邪，前者治用辛寒之剂越婢加半夏汤，后者以辛热之剂小青龙汤略佐辛寒，方证切合。

小青龙加石膏汤方

麻黄　芍药　桂枝　细辛　干姜　甘草_{各三两}　五味　半夏_{各半升}
石膏_{二两}

上九味，以水一斗，先煮麻黄，去上沫，内诸药，煮取三升。强人服一升，赢者减之，日三服，小儿服四合。

附方

外台炙甘草汤　治肺痿涎唾多，心中温温液液①者。_{方见虚劳}
千金甘草汤方
甘草一味，以水三升，煮减半，分温三服。
千金生姜甘草汤　治肺痿咳唾涎沫不止，咽燥而渴。
生姜_{五两}　人参_{三两}　甘草_{四两}　大枣_{十五枚}
上四味，以水七升，煮取三升，分温三服。

---

① 温温液液：指泛泛欲吐。

千金桂枝去芍药加皂荚汤　治肺痿吐涎沫。

桂枝　生姜各三两　甘草二两　大枣十枚　皂荚一枚，去皮子，炙焦

上五味，以水七升，微火煮取三升，分温三服。

按：以上诸方，俱用辛甘温药，以肺既枯痿，非湿剂可滋者，必生气行气以致其津，盖津生于气，气至则津亦至也。又方下俱云，吐涎沫多不止，则非无津液也，乃有津液而不能收摄分布也，故非辛甘温药不可。加皂荚者，兼有浊痰也。

【点评】医理甚明。

外台桔梗白散　治咳而胸满，振寒，脉数，咽干不渴，时出浊唾腥臭，久久吐脓如米粥者，为肺痈。

桔梗　贝母各三两　巴豆一分，去皮熬，研如脂

上三味为散，强人饮服半钱匕，羸者减之。病在膈上者吐脓①，在膈下者泻出，若下多不止，饮冷水一杯则定。

千金苇茎汤　治咳有微热，烦满，胸中甲错，是为肺痈。

苇茎二升　薏苡仁半升　桃仁五十粒　瓜瓣半升

上四味，以水一斗，先煮苇茎得五升，去滓，内诸药，煮取二升，服一升，再服，当吐如脓。

按：此方具下热散结通瘀之力，而重不伤峻，缓不伤懈，可以补桔梗汤、桔梗白散二方之偏，亦良法也。

【点评】不忽视仲景方之外的良方。

葶苈大枣泻肺汤　治肺痈胸满胀，一身面目浮肿，鼻塞清涕出，不闻香臭酸辛，咳逆上气，喘鸣迫塞。方见上，三日一剂，可至三四剂，先服小青龙汤一剂乃进。

按：此方原治肺痈喘不得卧，此兼面目浮，鼻塞清涕，则肺有表

---

① 吐脓：《仲景全书·金匮要略方论》作"吐脓血"。

邪宜散，故先服小青龙一剂乃进。

又按：肺痈诸方，其于治效，各有专长，如葶苈大枣，用治痈之始萌而未成者，所谓乘其未集而击之也；其苇茎汤，则因其乱而逐之者耳；桔梗汤剿抚兼行，而意在于抚，洵为王者之师；桔梗白散，则捣坚之锐师也。比而观之，审而行之，庶几各当而无误矣。

【点评】总结治肺痈各方的作用特点，要言不烦。

奔豚气病脉证治第八

师曰：病有奔豚，有吐脓，有惊怖，有火邪，此四部病，皆从惊发得之。

奔豚具如下文。吐脓有咳与呕之别，其从惊得之旨未详。惊怖即惊恐，盖病从惊得，而惊气即为病气也。火邪见后惊悸部，及《伤寒》太阳篇，云太阳病，以火熏之，不得汗，其人必躁，到经不解，必圊血①，名为火邪，然未尝云从惊发也。《惊悸》篇云：火邪者，桂枝去芍药加蜀漆牡蛎龙骨救逆汤主之，此亦是因火邪而发惊，非因惊而发火邪也。即后奔豚证治三条，亦不必定从惊恐而得，盖是证有杂病伤寒之异，从惊恐得者，杂病也；从发汗及烧针被寒者，伤寒也。其吐脓火邪二病，仲景必别有谓，姑阙之以俟知者。或云东方肝木，其病发惊骇，四部病皆以肝为主。奔豚、惊怖，皆肝自病，奔豚因惊而发病，惊怖即惊以为病也。吐脓者，肝移热于胃，胃受热而生痈脓也。火邪者，木中有火，因惊而发，发则不特自燔，且及他脏也，亦通。

【点评】联系《伤寒论》阐释奔豚气之病因，指出"是证有杂病伤寒之异"，其病"皆以肝为主"。

---

① 圊血：即便血。

师曰：奔豚病从少腹上冲咽喉，发作欲死，复还止，皆从惊恐得之。

前云惊发，此兼言恐者，肾伤于恐，而奔豚为肾病也。豚，水畜也；肾，水脏也。肾气内动，上冲胸喉，如豕之突，故名奔豚。亦有从肝病得者，以肾肝同处下焦，而其气并善上逆也。

【点评】认为奔豚气不仅涉肝，而且与肾亦相关，"以肾肝同处下焦，而其气并善上逆也"。

奔豚，气上冲胸，腹痛，往来寒热，奔豚汤主之。

此奔豚气之发于肝邪者，往来寒热，肝脏有邪，而气通于少阳也。肝欲散，以姜、夏、生葛散之；肝苦急，以甘草缓之；芎、归、芍药理其血；黄芩、李根下其气。桂、苓为奔豚主药，而不用者，病不由肾发也。

【点评】简述肝气奔豚的用药之理，并解释为何不用奔豚的主药茯苓和桂枝，思路甚是清晰。

奔豚汤方

甘草　川芎　当归　黄芩　芍药各二两　半夏　生姜各四两　生葛五两　甘李根白皮一升

上九味，以水二斗，煮取五升，温服一升，日三夜一服。

发汗后，烧针令其汗，针处被寒，核起而赤者，必发奔豚，气从少腹上至心，灸其核上各一壮，与桂枝加桂汤主之。

此肾气乘外寒而动，发为奔豚者。发汗后烧针复汗，阳气重伤，于是外寒从针孔而入通于肾，肾气乘外寒而上冲于心，故须灸其核上，以杜再入之邪，而以桂枝汤外解寒邪，加桂内泄肾气也。

【点评】"肾气乘外寒而上冲于心"概括了本方证之病机。

桂枝加桂汤方

桂枝五两　芍药　生姜各三两　甘草二两,炙　大枣十二枚

上五味,以水七升,微火煮取三升,去滓,服一升。

发汗后,脐下悸者,欲作奔豚,茯苓桂枝甘草大枣汤主之。

此发汗后心气不足,而后肾气乘之,发为奔豚者。脐下先悸,此其兆也。桂枝能伐肾邪,茯苓能泄水气。然欲治其水,必益其土,故又以甘草、大枣补其脾气。甘澜水者,扬之令轻,使不益肾邪也。

茯苓桂枝甘草大枣汤方

茯苓半斤　甘草二两　大枣十五枚　桂枝四两

上四味,以甘澜水一斗,先煮茯苓减二升,内诸药,煮取三升,去滓,温服一升,日三服。甘澜水法:取水二斗,置大盆内,以杓①扬之,上有珠子五六千颗相逐,取用之也。

胸痹心痛短气病脉证治第九

师曰:夫脉当取太过不及,阳微阴弦,即胸痹而痛,所以然者,责其极虚②也。今阳虚知在上焦,所以胸痹、心痛者,以其③阴弦故也。

阳微,阳不足也;阴弦,阴太过也。阳主开,阴主闭,阳虚而阴干之,即胸痹而痛。痹者,闭也。夫上焦为阳之位,而微脉为虚之甚,故曰责其极虚。以虚阳而受阴邪之击,故为心痛。

【点评】从脉而论胸痹、心痛之成因,“痹者,闭也”直指胸痹之病机。

---

① 杓:通“勺”。

② 极虚:《备急千金要方》《外台秘要》其后有“故”字。

③ 以其:《脉经》《外台秘要》其后有“脉”字,《备急千金要方》有“人脉”二字。

平人无寒热，短气不足以息者，实也。

平人，素无疾之人也；无寒热，无新邪也。而乃短气不足以息，当是里气暴实，或痰，或食，或饮，碍其升降之气而然。盖短气有从素虚宿疾而来者，有从新邪暴遏而得者，二端①并否，其为里实无疑，此审因察病之法也。

【点评】此处"平人"当是外观尚无明显病象而里已有病之人，释为"素无疾之人"似感不妥。

胸痹之病，喘息咳唾，胸背痛，短气，寸口脉沉而迟，关上小紧数，栝蒌薤白白酒汤主之。

胸中阳也，而反痹，则阳不用矣，阳不用，则气之上下不相顺接，前后不能贯通，而喘息、咳唾、胸背痛、短气等证见矣。更审其脉，寸口亦阳也，而沉迟，则等于微矣，关上小紧，亦阴弦之意，而反数者，阳气失位，阴反得而主之，《易》所谓阴凝于阳，《书》②所谓牝鸡司晨③也，是当以通胸中之阳为主。薤白、白酒，辛以开痹，温以行阳；栝蒌实者，以阳痹之处，必有痰浊阻其间耳。

【点评】"寸口脉沉而迟，关上小紧数"一句没有讲清。

栝蒌薤白白酒汤方

栝蒌实一枚，捣　薤白半升　白酒七升

上三味，同煮，取二升，分温再服。

胸痹不得卧，心痛彻背者，栝蒌薤白半夏汤主之。

胸痹不得卧，是肺气上而不下也；心痛彻背，是心气塞而不和也，其痹为尤甚矣。所以然者，有痰饮以为之援也，故于胸痹药中，

---

① 二端：两种；两方面之意。

② 《书》：《尚书》。

③ 牝鸡司晨：母鸡报晓，旧喻妇女窃权乱政，此处是指阴邪盛而乘阳位之意。

加半夏以逐痰饮。

【点评】点出胸痹重症乃痰饮作祟，堵塞心肺之气。

栝蒌薤白半夏汤方

栝蒌实一枚，捣　薤白三两　半夏半升　白酒一斗

上四味，同煮，取四升，温服一升，日三服。

胸痹，心中痞气，气结在胸①，胸满，胁下逆抢②心，枳实薤白桂枝汤主之，人参汤亦主之。

心中痞气，气痹而成痞也，胁下逆抢心，气逆不降，将为中之害也。是宜急通其痞结之气，否则速复其不振之阳，盖去邪之实，即以安正；养阳之虚，即以逐阴，是在审其病之久暂，与气之虚实而决之。

【点评】治胸痹当审"病之久暂，与气之虚实而决之"。

枳实薤白桂枝汤方

枳实四枚　薤白半升　桂枝一两　厚朴四两　栝蒌实一枚，捣

上五味，以水五升，先煮枳实、厚朴，取二升，去滓，内诸药，煮数沸，分温三服。

人参汤方

人参　甘草　干姜　白术各三两

上四味，以水八升，煮取三升，温服一升，日三服。

胸痹，胸中气塞，短气，茯苓杏仁甘草汤主之，橘枳生姜汤③亦主之。

---

① 气结在胸：《新编金匮方论》作"留气结在胸"。
② 抢：撞。
③ 橘枳生姜汤：《新编金匮方论》作"橘枳姜汤"。

此亦气闭、气逆之证，视前条为稍缓矣。二方皆下气散结之剂，而有甘淡苦辛之异，亦在酌其强弱而用之。

茯苓杏仁甘草汤方

茯苓三两　杏仁五十个　甘草一两

上三味，以水一斗，煮取五升，温服一升，日三服，不瘥，更服。

橘枳生姜汤方

橘皮一斤　枳实三两　生姜半斤

上三味，以水五升，煮取二升，分温再服。

胸痹缓急者，薏苡附子散主之。

阳气者，精则养神，柔则养筋。阳痹不用，则筋失养而或缓或急，所谓大筋软短，小筋弛长者是也。故以薏苡仁舒筋脉，附子通阳痹。

【点评】此处"缓急"解为胸痹症状时缓时急似更好。另有一解：缓解胸痹的急性发作，亦通。

薏苡附子散方

薏苡仁十五两　大附子十枚，炮

上二味，杵为散，服方寸匕，日三服。

心中痞，诸逆①，心悬痛，桂枝生姜枳实汤主之。

诸逆，该痰饮、客气而言；心悬痛，谓如悬物动摇而痛，逆气使然也。桂枝、枳实、生姜，辛以散逆，苦以泄痞，温以祛寒也。

【点评】从病因角度解释"诸逆"，有助于理解原文。

---

① 诸逆：病邪向上冲逆。

桂枝生姜枳实汤方

桂枝　生姜各三两　枳实五两

上三味，以水六升，煮取三升，分温三服。

心痛彻背，背痛彻心，乌头赤石脂丸主之。

心背彻痛，阴寒之气，遍满阳位，故前后牵引作痛。沈氏云：邪感心包，气应外俞，则心痛彻背；邪袭背俞，气从内走，则背痛彻心。俞脏相通，内外之气相引，则心痛彻背，背痛彻心，即经所谓寒气客于背俞之脉，其俞注于心，故相引而痛是也。乌、附、椒、姜，同力协济，以振阳气而逐阴邪，取赤石脂者，所以安心气也。

【点评】较为清楚地解释了乌头赤石脂丸证"心痛彻背，背痛彻心"的机制。

乌头赤石脂丸方

乌头一分，炮　蜀椒　干姜各一两　附子半两　赤石脂一两

上五味，末之，蜜丸如桐子大，先食服①一丸，日三服。不知，稍②加服。

附方

九痛丸　治九种心疼。

附子三两，炮　生野狼牙　巴豆去皮熬研如膏　干姜　吴茱萸　人参各一两

上六味，末之，炼蜜丸如梧子大，酒下，强人初服三丸，日三服，弱者二丸。兼治卒中恶，腹胀，口不能言；又治连年积冷，流注，心胸痛，并冷冲上气，落马坠车血疾等皆主之。忌口如常法。

---

① 先食服：进食前服用。
② 稍：逐渐。

按：九痛者，一虫、二注、三风、四悸、五食、六饮、七冷、八热、九去来痛是也，而并以一药治之者，岂痛虽有九，其因于积冷结气所致者多耶。

【点评】"积冷结气"点明九种心痛的关键所在，说明了本方用药的主要方向。

腹满寒疝宿食病脉证治第十

趺阳脉微弦，法当腹满，不满者必便难，两胠①疼痛，此虚寒从下上也，当以温药服之。

趺阳，胃脉也，微弦，阴象也。以阴加阳，脾胃受之，则为腹满；设不满，则阴邪必旁攻胠胁而下闭谷道，为便难，为两胠疼痛。然其寒不从外入而从下上，则病自内生，所谓肾虚则寒动于中也，故不当散而当温。

【点评】指出此病乃自内生，由"肾虚则寒动于中"所致，故不当散寒而应温里。

病者腹满，按之不痛为虚，痛者为实，可下之。舌黄未下者，下之黄自去。

腹满，按之不痛者，无形之气，散而不收，其满为虚；按之而痛者，有形之邪，结而不行，其满为实。实者可下，虚者不可下也。舌黄者热之征，下之实去，则黄亦去。

腹满时减，复如故，此为寒，当与温药。

腹满不减者，实也；时减复如故者，腹中寒气得阳而暂开，得阴而复合也。此亦寒从内生，故曰当与温药。

---

① 胠(qū 区)：腋下，胸胁两旁当臂处。

【点评】"腹中寒气得阳而暂开，得阴而复合"清晰地解释了"腹满时减，复如故"的机制。

病者痿黄，燥而不渴，胸中寒实而利不止者死①。

痿黄，脾虚而色败也。气不至，故燥，中无阳，故不渴。气竭阳衰，中土已败，而复寒结于上，脏脱于下，何恃而可以通之止之乎？故死。

寸口②脉弦者，即胁下拘急而痛，其人啬啬③恶寒也。

寸口脉弦，亦阴邪加阳之象，故胁下拘急而痛，而寒从外得，与趺阳脉弦之两肢疼痛有别，故彼兼便难，而此有恶寒也。

【点评】联系前条，提示"寒从外得"与寒自内生者之别。

夫中寒家，喜欠，其人清涕出，发热色和者，善嚏。

阳欲上而阴引之则欠，阴欲入而阳拒之则嚏。中寒者阳气被抑，故喜欠；清涕出、发热色和，则邪不能留，故善嚏。

中寒，其人下利，以里虚也，欲嚏不能，此人肚中寒。

中寒而下利者，里气素虚，无为捍蔽④，邪得直侵中脏也。欲嚏不能者，正为邪逼，既不能却，又不甘受，于是阳欲动而复止，邪欲去而仍留也。

夫瘦人绕脐痛，必有风冷，谷气不行，而反下之，其气必冲，不冲者，心下则痞。

瘦人脏虚气弱，风冷易入，入则谷气留滞不行，绕脐疼痛，有似里实，而实为虚冷，是宜温药以助脾之行者也。乃反下之，谷出而风

---

① 病者痿黄……死：本条列于《脉经》，"胸中"作"胃中"，"而"下有"下"字。
② 寸口：《备急千金要方》"寸口"上有"右手"二字。
③ 啬啬：畏寒瑟缩貌
④ 捍蔽：遮挡，防卫。

冷不与俱出，正乃益虚，邪乃无制，势必犯上无等①，否亦窃据中原②也。

【点评】指出风寒入里之虚冷腹痛因误下致痞的机制。

病腹满，发热十日，脉浮而数，饮食如故，厚朴七物汤主之。

腹满，里有实也；发热脉浮数，表有邪也。而饮食如故，则当乘其胃气未病而攻之。枳、朴、大黄所以攻里，桂枝、生姜所以攻表，甘草、大枣，则以其内外并攻，故以之安脏气，抑以和药气也。

【点评】指出"饮食如故"提示"胃气未病"，是可攻之机。

厚朴七物汤方

厚朴半斤　甘草　大黄各三两　大枣十枚　枳实五枚　桂枝二两　生姜五两

上七味，以水一斗，煮取四升，温服八合，日三服。呕者加半夏五合，下利，去大黄，寒多者加生姜至半斤。

腹中寒气③，雷④鸣切痛⑤，胸胁逆满，呕吐，附子粳米汤主之。

下焦浊阴之气，不特肆于阴部，而且逆于阳位，中土虚而堤防撤矣，故以附子辅阳驱阴，半夏降逆止呕，而尤赖粳米、甘、枣，培令土厚，而使敛阴气也。

【点评】"中土虚而堤防撤"一句十分形象地概括了中焦阳虚，寒气由下而上的病机。

---

① 等：意指等待。
② 窃据中原：指寒邪停留于中焦脾胃，形成心下痞。
③ 气：《备急千金要方》其后有"胀满"二字。
④ 雷：《备急千金要方》作"肠"。
⑤ 切痛：剧痛。

附子粳米汤方

附子一枚，炮　半夏　粳米各半升　甘草一两　大枣十枚

上五味，以水八升，煮米熟汤成，去滓，温服一升，日三服。

痛而闭①者，厚朴三物汤主之。

痛而闭，六腑之气不行矣。厚朴三物汤，与小承气同，但承气意在荡实，故君大黄，三物意在行气，故君厚朴。

【点评】厚朴三物汤与小承气汤组成相同，此处简要说明了两方作用重点的区别。

厚朴三物汤方

厚朴八两　大黄四两　枳实五枚

上三味，以水一斗二升，先煮二味，取五升，内大黄，煮取三升②，温服一升，以利为度③。

按之心下满痛者，此为实也，当下之，宜大柴胡汤。

按之而满痛者，为有形之实邪。实则可下，而心下满痛，则结处尚高，与腹中满痛不同，故不宜大承气而宜大柴胡。承气独主里实，柴胡兼通阳痹也。

【点评】根据症状指出病位，说明用大柴胡汤而不用大承气汤的道理。

大柴胡汤方

柴胡半斤　黄芩　芍药各三两　半夏半升　枳实四枚　大黄二两　大枣十二枚　生姜五两

---

① 痛而闭：《脉经》作"腹满痛"。
② 三升：《备急千金要方》其后有"去滓"二字。
③ 以利为度：《备急千金要方》作"腹中转动者勿服，不动者更服"。

上八味，以水一斗二升，煮取六升，去滓再煎，温服一升，日三服。

腹满不减，减不足言，当下之，宜大承气汤。

减不足言，谓虽减而不足云减，所以形其满之至也，故宜大下。已上三方，虽缓急不同，而攻泄则一，所谓中满者泻之于内也。

大承气汤方 见痉病

心胸中大寒痛，呕不能饮食，腹中满，上冲皮起，出见有头足，上下痛而不可触近者，大建中汤主之。

心腹寒痛，呕不能食者，阴寒气盛，而中土无权也。上冲皮起，出见有头足，上下痛而不可触近者，阴凝成象，腹中虫物乘之而动也。是宜大建中脏之阳，以胜上逆之阴。故以蜀椒、干姜温胃下虫，人参、饴糖安中益气也。

【点评】尤氏认为此证与阴寒虫动有关，后世有医家提出，此为蛔虫性肠梗阻，或受其启发。

大建中汤方

蜀椒二合，炒去汗　干姜四两　人参一两①

上三味，以水四升，煮取二升，去滓，内胶饴一升，微火煎取二升，分温再服，如一炊顷②，可饮粥二升，后更服，当一日食糜粥，温覆之。

胁下偏③痛，发热④，其脉紧弦，此寒也，以温药下之，宜大黄附子汤。

胁下偏痛而脉紧弦，阴寒成聚，偏着一处，虽有发热，亦是阳气

---

① 人参一两：《仲景全书·金匮要略方论》作"人参二两"。
② 一炊顷：烧一顿饭的时间。
③ 偏：《医宗金鉴·订正仲景全书金匮要略注》谓"当是'满'字"。
④ 发热：《脉经》无此二字。

被郁所致。是以非温不能已其寒，非下不能去其结，故曰宜以温药下之。程氏曰：大黄苦寒，走而不守，得附子、细辛之大热，则寒性散而走泄之性存是也。

【点评】解释了"温药下之"之理：因寒凝阳郁"偏着一处"，故"非温不能已其寒，非下不能去其结"。

大黄附子汤方

大黄三两　附子三枚①　细辛二两

上三味，以水五升，煮取二升，分温三服，若强人煮取二升半，分温三服。服后如人行四五里，进一服。

寒气厥逆，赤丸主之。

寒气厥逆，下焦阴寒之气，厥而上逆也。茯苓、半夏降其逆，乌头、细辛散其寒，真朱体重色正，内之以破阴去逆也。

赤丸方

乌头二两，炮　茯苓四两　细辛一两　半夏四两

上四味，末之，内真朱②为色，炼蜜为丸，如麻子大，先食饮，酒下三丸，日再，夜一服，不知，稍增之，以知为度。

腹满③脉弦而紧，弦则卫气不行，即恶寒，紧则不欲食，邪正相搏，即为寒疝。寒疝绕脐痛，若发则白津④出，手足厥冷，其脉沉紧者，大乌头煎主之。

弦紧脉皆阴也，而弦之阴从内生，紧之阴从外得。弦则卫气不行而恶寒者，阴出而痹其外之阳也；紧则不欲食者，阴入而痹其胃之阳也。卫阳与胃阳并衰，而外寒与内寒交盛，由是阴反无畏而上冲，阳

---

① 三枚：《仲景全书·金匮要略方论》其后有"炮"字。
② 真朱：亦名丹砂，朱砂。
③ 腹满：《仲景全书·金匮要略方论》作"腹痛"。
④ 白津：《仲景全书·金匮要略方论》作"白汗"。

反不治而下伏，所谓邪正相搏，即为寒疝者也。绕脐痛，发则白津出，手足厥冷，其脉沉紧，皆寒疝之的证。白津，汗之淡而不咸者，为虚汗也，一作自汗，亦通。大乌头煎大辛大热，为复阳散阴之峻剂，故云不可一日更服。

【点评】指出寒疝的病机是"卫阳与胃阳并衰，而外寒与内寒交盛"。

大乌头煎

乌头_{大者五枚，熬，去皮，不必①咀}

上以水三升，煮取一升，去滓，内蜜二升，煎令水气尽，取二升，强人服七合，弱人五合。不瘥，明日更服，不可一日更服。

寒疝腹中痛，及胁痛里急者，当归生姜羊肉汤主之。

此治寒多而血虚者之法。血虚则脉不荣，寒多则脉绌急，故腹胁痛而里急也。当归、生姜温血散寒，羊肉补虚益血也。

【点评】"血虚则脉不荣，寒多则脉绌急"十分简明地解释了腹胁痛而里急的机制。

当归生姜羊肉汤方

当归_{三两}　生姜_{五两}　羊肉_{一斤}

上三味，以水八升，煮取三升，温服七合，日三服。若寒多，加生姜成一斤；痛多而呕者，加橘皮二两，白术一两。加生姜者，亦加水五升，煮取三升二合，服之。

寒疝腹中痛，逆冷，手足不仁，若身疼痛，灸刺诸药不能治，抵当②乌头桂枝汤主之。

---

① 必：《仲景全书·金匮要略方论》作"咬"。
② 抵当：《备急千金要方》《医心方》无此二字。

腹中痛，逆冷，阳绝于里也，手足不仁，或身疼痛，阳痹于外也。此为寒邪兼伤表里，故当表里并治。乌头温里，桂枝解外也。徐氏曰：灸刺诸药不能治者，是或攻其内，或攻其外，邪气牵制不服也。如醉状则营卫得温而气胜，故曰知。得吐则阴邪不为阳所容而上出，故为中病。

【点评】对"如醉状，得吐"，尤氏虽有"营卫得温而气胜""阴邪不为阳所容而上出"等阐释，但此实为服含乌头之剂的瞑眩反应，不可不知。

乌头桂枝汤方

乌头

上一味，以水二升，煎减半，去滓，以桂枝汤五合解之①，令得一升后，初服二合，不知，即服三合，又不知，复加至五合。其知者如醉状，得吐者为中病。

其脉数②而紧乃弦，状如弓弦，按之不移。脉数弦者，当下其寒；脉紧大③而迟者，必心下坚；脉大而紧者，阳中有阴，可下之④。

脉数为阳，紧弦为阴，阴阳参见⑤，是寒热交至也。然就寒疝言，则数反从弦，故其数为阴凝于阳之数，非阳气生热之数矣。如就风疟言，则弦反从数，故其弦为风从热发之弦，而非阴气生寒之弦者，与此适相发明也。故曰脉数弦者，当下其寒。紧而迟、大而紧亦然。大虽阳脉，不得为热，正以形其阴之实也，故曰阳中有阴，可下之。

---

① 解之：混合之意。
② 脉数：《脉经》作"脉浮"。
③ 紧大：《脉经》作"双弦"。
④ 可下之：《脉经》其后有"宜大承气汤"五字。
⑤ 参见：互现。

【**点评**】对脉理的认识不拘执。

附方

外台乌头汤 治寒疝，腹中绞痛，贼风入攻五脏，拘急不得转侧，发作有时，令人阴缩，手足厥逆。即大乌头煎

外台柴胡桂枝汤 治心腹卒中痛者。

柴胡四两 黄芩 人参 芍药 桂枝 生姜各一两半 甘草一两 半夏一合半 大枣六枚

上九味，以水六升，煮取三升，温服一升，日三服。

外台走马汤 治中恶心痛，腹胀，大便不通。

巴豆二枚，去皮心熬 杏仁二枚

上二味，以绵缠，捶令碎，热汤二合，捻取白汁饮之，当下，老小量之。通治飞尸鬼击病。

问曰：人病有宿食，何以别之？师曰：寸口脉浮而大，按之反涩，尺中亦微而涩，故知有宿食，大承气汤主之。脉数而滑者实也，此有宿食。下之愈，宜大承气汤。下利不欲食者，此有宿食。当下之，宜大承气汤。

寸口脉浮大者，谷气多也，谷多不能益脾而反伤脾。按之脉反涩者，脾伤而滞，血气为之不利也。尺中亦微而涩者，中气阻滞，而水谷之精气不能逮下也。是因宿食为病，则宜大承气下其宿食。脉数而滑，与浮大同，盖皆有余之象，为谷气之实也。实则可下，故亦宜大承气。谷多则伤脾，而水谷不分，谷停则伤胃，而恶闻食臭，故下利不欲食者，知其有宿食当下也。夫脾胃者，所以化水谷而行津气，不可或止者也。谷止则化绝，气止则机息，化绝机息，人事不其顿乎？故必大承气速去其停谷，谷去则气行，气行则化续，而生以全矣！若徒事消克，将宿食未去而生气已消，岂徒无益而已哉。

【点评】直达病机，阐发医理："必大承气速去其停谷，谷去则气行，气行则化续，而生以全矣！""化绝机息""气行则化续"，宿食如此，他病莫不如此！

大承气汤方 见痉病

宿食在上脘，当吐之，宜瓜蒂散。

食在下脘者当下，食在上脘者，则不当下而当吐。《经》云：其高者因而越之也。

瓜蒂散方

瓜蒂一分，熬黄　赤小豆三分，煮

上二味，杵为散，以香豉七合，煮取汁，和散一钱匕，温服之，不吐者少加之，以快吐为度而止①。

脉紧如转索无常者，宿食也。脉紧，头痛风寒，腹中有宿食不化也。

脉紧如转索无常者，紧中兼有滑象，不似风寒外感之紧，为紧而带弦也。故寒气所束者，紧而不移；食气所发者，乍紧乍滑，如以指转索之状，故曰无常。脉紧头痛风寒者，非既有宿食，而又感风寒也，谓宿食不化，郁滞之气，上为头痛，有如风寒之状，而实为食积类伤寒也。仲景恐人误以为外感而发其汗，故举以示人曰：腹中有宿食不化，意亦远矣。

【点评】特别提醒宿食与风寒外感之区别。

---

①　以快吐为度而止：《仲景全书·金匮要略方论》其后有"亡血及虚者不可与之"。

五脏风寒积聚病脉证并治第十一

肺中风者，口燥而喘，身运①而重，冒而肿胀。肺中寒，吐浊涕。肺死脏，浮之虚，按之弱如葱叶，下无根者，死。

肺中风者，津结而气壅，津结则不上潮而口燥，气壅则不下行而喘也。身运而重者，肺居上焦，治节一身，肺受风邪，大气则伤，故身欲动而弥觉其重也。冒者，清肃失降，浊气反上，为蒙冒②也。肿胀者，输化无权，水聚而气停也。肺中寒，吐浊涕者，五液在肺为涕，寒气闭肺窍而畜脏热，则浊涕从口出也。肺死脏者，肺将死而真脏之脉见也。浮之虚，按之弱如葱叶者，沈氏所谓有浮上之气，而无下翕③之阴是也。《内经》云：真肺脉至，大而虚，如以毛羽中人肤，亦浮虚中空，而下复无根之象尔。

【点评】指出肺中风与肺中寒的病机及肺死脏脉形态。

肝中风者，头眴④，两胁痛，行常伛⑤，令人嗜甘。肝中寒者，两臂不举，舌本燥，善太息，胸中痛，不得转侧，食则吐而汗出也。肝死脏，浮之弱，按之如索不来，或曲如蛇行者，死。

肝为木脏，而风复扰之，以风从风动而上行，为头目眴也。肝脉布胁肋，风胜则脉急，为两胁痛而行常伛也。嗜甘者，肝苦急，甘能缓之，抑木胜而土负，乃求助于其味也。肝中寒两臂不举者，肝受寒而筋拘急也。徐氏曰：四肢虽属脾，然两臂如枝，木之体也，中寒则

---

① 身运：身体转运摇动。
② 蒙冒：头晕目眩。
③ 翕：收拢，聚集。
④ 眴：眼皮跳动。
⑤ 伛（yǔ 与）：驼背，曲身。

木气困，故不举，亦通。肝脉循喉咙之后，中寒者逼热于上，故舌本燥。肝喜疏泄，中寒则气被郁，故喜太息。太息，长息也。肝脉上行者，挟胃贯膈，故胸痛不能转侧，食则吐而汗出也。浮之弱，不荣于上也。按之如索不来，有伏而不起，劲而不柔之象。曲如蛇行，谓虽左右奔引，而不能夭矫①上行，亦伏而劲之意。按：《内经》云：真肝脉至，中外急，如循刀刃，责责然，如按琴瑟弦。与此稍异，而其劲直则一也。

【点评】运用五行、经络等理论阐述肝中风、肝中寒病机，亦甚通达。

肝着，其人常欲蹈②其胸上，先未苦时，但欲饮热，旋覆花汤主之。

肝脏气血郁滞，着而不行，故名肝着。然肝虽着，而气反注于肺，所谓横之病也，故其人常欲蹈其胸上。胸者肺之位，蹈之欲使气内鼓而出肝邪，以肺犹橐籥③，抑之则气反出也。先未苦时，但欲饮热者，欲着之气，得热则行，迨既着则亦无益矣。旋覆花咸温下气散结，新绛和其血，葱叶通其阳。结散阳通，气血以和，而肝着愈，肝愈而肺亦和矣。

【点评】言简意明。肝着"其人常欲蹈其胸上"，以"气反注于肺"作解，颇有新意。

旋覆花汤方

旋覆花三两　葱十四茎　新绛少许

上三味，以水三升，煮取一升，顿服。

---

① 夭矫：屈伸状。

② 蹈：此处指叩打。

③ 橐籥(tuóyuè 佗月)：古时用以鼓风吹火的装置，即风箱。

心中风者，翕翕发热，不能起，心中饥，食即呕吐。心中寒者，其人苦病心如啖蒜状，剧者心痛彻背，背痛彻心，譬如虫注。其脉浮者，自吐乃愈。心伤者，其人劳倦，即头面赤而下重，心中痛而自烦，发热，当脐跳，其脉弦，此为心脏伤所致也。心死脏，浮之实如麻豆，按之益躁疾者，死。

翕翕发热者，心为阳脏，风入而益其热也。不能起者，君主病而百骸皆废也。心中饥，食则呕者，火乱于中，而热格于上也。心中如啖蒜者，寒束于外，火郁于内，似痛非痛，似热非热，懊恢①无奈，甚者心背彻痛也。如虫注者，言其自心而背，自背而心，如虫之往来交注也。若其脉浮，则寒有外出之机，设得吐则邪去而愈，然此亦气机自动而然，非可以药强吐之也，故曰其脉浮者，自吐乃愈。心伤者，其人劳倦，即头面赤而下重。盖血虚者，其阳易浮，上盛者下必无气也。心中痛而自烦发热者，心虚失养，而热动于中也。当脐跳者，心虚于上，而肾动于下也。心之平脉，累累如贯珠，如循琅玕②，又胃多微曲曰心平，今脉弦，是变温润圆利之常，而为长直劲强之形矣，故曰此为心脏伤所致也。《经》云：真心脉至，坚而搏，如循薏苡子，累累然。与此浮之实如麻豆，按之益躁疾者，均为上下坚紧，而往来无情也，故死。

邪哭使魂魄不安者，血气少也；血气少者属于心，心气虚者，其人则畏，合目欲眠，梦远行而精神离散，魂魄妄行。阴气衰者为癫，阳气衰者为狂。

邪哭者，悲伤哭泣，如邪所凭，此其标有稠痰浊火之殊，而其本则皆心虚而血气少也。于是瘈瘲恐怖，精神不守，魂魄不居，为癫为狂，势有必至者矣。经云：邪入于阳则狂，邪入于阴则癫。此云阴气衰者为癫，阳气衰者为狂，盖必正气虚而后邪气入。经言其为病之故，此言其致病之原也。

---

① 懊恢：指心胸烦热，闷乱不宁。
② 琅玕：像珠子一样的美玉。

【点评】指出"邪哭"不仅因"血气少"之本虚，而且有"稠痰浊火"之标实。癫和狂都因正虚邪入相关。

脾中风，翕翕发热，形如醉人，腹中烦重，皮目瞤瞤而短气。脾死脏，浮之大坚，按之如覆杯，洁洁状如摇者，死。

风气中脾，外淫肌肉，为翕翕发热，内乱心意，为形如醉人也。脾脉入腹而其合肉，腹中烦重，邪胜而正不用也。皮目瞤瞤而短气，风淫于外而气阻于中也。李氏曰：风属阳邪，而气疏泄，形如醉人，言其面赤而四肢软也。皮目，上下眼胞也。又曰：脉弱以滑，是有胃气。浮之大坚，则胃气绝，真脏见矣；按之如覆杯，言其外实而中空无有也。徐氏曰：洁洁状如摇，是不能成至而欲倾圮之象，故其动非活动，转非圆转，非脏气将绝而何？故死。

跌阳脉浮而涩，浮则胃气强，涩则小便数，浮涩相搏，大便则坚，其脾为约，麻仁①丸主之。

浮者阳气多，涩者阴气少，而跌阳见之，是为胃强而脾弱。约，约束也，犹弱者受强之约束而气馁也。又约，小也，胃不输精于脾，脾乃干涩而小也。大黄、枳实、厚朴，所以下令胃弱，麻仁、杏仁、芍药，所以滋令脾厚，用蜜丸者，恐速下而并伤及脾也。

【点评】文中的"胃强""胃弱"不可理解为胃之功能，而是指胃热之强弱；"脾乃干涩而小"亦不能从形态上看，而应理解为脾阴不足。

麻仁丸方

麻仁二升　芍药半斤　大黄去皮　枳实各一斤　厚朴一尺，去皮　杏仁一升，去皮尖，熬，别作脂

上六味，末之，炼蜜和丸，梧子大，饮服十丸，日三服。渐加，

---

① 麻仁：《仲景全书·金匮要略方论》作"麻子仁"，下同。

以知为度。

肾着之病，其人身体重，腰中冷，如坐水中，形如水状，反不渴，小便自利，饮食如故，病属下焦。身劳汗出，衣里冷湿，久久得之，腰以下冷痛，腹①重如带五千钱，甘姜苓术汤主之。

肾受冷湿，着而不去，则为肾着。身重，腰中冷，如坐水中，腰下冷痛，腹重如带五千钱，皆冷湿着肾，而阳气不化之征也。不渴，上无热也；小便自利，寒在下也；饮食如故，胃无病也，故曰病属下焦。身劳汗出，衣里冷湿，久久得之，盖所谓清②湿袭虚，病起于下者也。然其病不在肾之中脏，而在肾之外腑，故其治法，不在温肾以散寒，而在煖③土以胜水。甘、姜、苓、术，辛温甘淡，本非肾药，名肾着者，原其病也。

【点评】"病不在肾之中脏，而在肾之外腑"一言点明病位，治法亦甚明了："不在温肾以散寒，而在煖土以胜水"。

甘姜苓术汤方一名肾着汤

甘草　白术各二两　干姜　茯苓各四两

上四味，以水五升，煮取三升，分温三服，腰中即温。

肾死脏，浮之坚，按之乱如转丸，益下入尺中者，死。

肾脉本石，浮之坚，则不石而外鼓。按之乱如转丸，是变石之体而为躁动，真阳将搏跃而出矣。益下入尺，言按之至尺泽，而脉犹大动也。尺下脉宜伏，今反动，真气不固而将外越，反其封蛰之常，故死。

问曰：三焦竭部④，上焦竭，善噫，何谓也？师曰：上焦受中焦气未和，不能消谷，故能噫耳。下焦竭，即遗溺失便，其气不和，不

---

① 腹：《脉经》《备急千金要方》作"腰"。

② 清：冷之意。

③ 煖(yù玉)：暖，热。

④ 三焦竭部：三焦各部所属脏腑的功能衰退。

能自禁止①，不须治，久则愈。

上焦在胃上口，其治在膻中，而受气于中焦，今胃未和，不能消谷，则上焦所受者，非精微之气，而为陈滞之气矣，故为噫。噫，嗳食气也。下焦在膀胱上口，其治在脐下，故其气乏竭，即遗溺失便。然上焦气未和，不能约束禁制，亦令遗溺失便，所谓上虚不能制下者也。云不须治者，谓不须治其下焦，俟上焦气和，久当自愈。夫上焦受气于中焦，而下焦复受气于上焦，推而言之，肾中之元阳不正，则脾胃之转运不速，是中焦又复受气于下焦也。盖虽各有分部，而实相助为理如此，此造化自然之妙也。

【点评】以联系的观点看三焦，"各有分部，而实相助为理如此"，甚合医理。

师曰：热在上焦者，因咳为肺痿；热在中焦者，则为坚；热在下焦者，则尿血，亦令淋闷②不通。大肠有寒者，多鹜溏③；有热者，便肠垢④。小肠有寒者，其人下重便血；有热者，必痔。

热在上焦者，肺受之，肺喜清肃而恶烦热，肺热则咳，咳久则肺伤而痿也。热在中焦者，脾胃受之，脾胃者，所以化水谷而行阴阳者也。胃热则实而硬，脾热则燥而闷，皆为坚也。下焦有热者，大小肠膀胱受之，小肠为心之腑，热则尿血，膀胱为肾之腑，热则癃闷不通也。鹜溏，如鹜之后，水粪杂下。大肠有寒，故泌别不职，其有热者，则肠中之垢，被迫而下也。下重，谓腹中重而下坠，小肠有寒者，能腐而不能化，故下重，阳不化则阴下溜，故便血。其有热者，则下注广肠而为痔。痔，热疾也。

问曰：病有积、有聚、有谷气，何谓也？师曰：积者脏病也，终

---

① 禁止：《仲景全书·金匮要略方论》作"禁制"。
② 淋闷：又作"淋闭"或"淋秘"，指小便淋漓涩痛不通。
③ 鹜溏：即鸭溏，形容大便水粪杂下。
④ 肠垢：粪便黏滞垢腻。

不移；聚者腑病也，发作有时，展转痛移，为可治。谷气者，胁下痛，按之则愈。复发，为谷气。

积者，迹①也，病气之属阴者也，脏属阴，两阴相得，故不移。不移者，有专痛之处而无迁改也。聚则如市中之物，偶聚而已，病气之属阳者也，腑属阳，两阳相比，则非如阴之凝，故寒气感则发，否则已，所谓有时也。既无定着，则痛无常处，故展转痛移，其根不深，故比积为可治。谷气者，食气也，食积太阴，敦阜②之气，抑遏肝气，故病在胁下，按之则气行而愈。复发者，饮食不节，则其气仍聚也。徐氏

诸积大法，脉来细而附骨者，乃积也。寸口，积在胸中；微出寸口，积在喉中；关上，积在脐旁；上关上，积在心下；微下关，积在少腹；尺中，积在气冲。脉出左，积在左；脉出右，积在右；脉两出，积在中央。各以其部处之。

诸积，赅气、血、痰、食而言。脉来细而附骨，谓细而沉之至，诸积皆阴故也。又积而不移之处，其气血营卫，不复上行而外达，则其脉为之沉细而不起，故历举其脉出之所，以决其受积之处。而复益之曰：脉两出，积在中央。以中央有积，其气不能分布左右，故脉之见于两手者，俱沉细而不起也。各以其部处之，谓各随其积所在之处而分治之耳。

痰饮咳嗽病脉证治第十二

问曰：夫饮有四，何谓也？师曰：有痰饮，有悬饮，有溢饮，有支饮。

---

① 迹：指行迹。
② 敦阜：土的别称，此处指脾胃。

问曰：四饮何以为异？师曰：其人素盛今瘦①，水走肠间，沥沥有声，谓之痰饮。饮后水流在胁下，咳唾引痛，谓之悬饮。饮水流行，归于四肢，当汗出而不汗出，身体疼重，谓之溢饮。咳逆倚息，不得卧②，其形如肿，谓之支饮。

谷入而胃不能散其精，则化而为痰，水入而脾不能输其气，则凝而为饮，其平素饮食所化之精津，凝结而不布，则为痰饮。痰饮者，痰积于中，而饮附于外也。素盛今瘦，知其精津尽为痰饮，故不复外充形体，而反下走肠间也。饮水流溢者，水多气逆，徐氏所谓水为气，吸不下者是也，其流于胁下者，则为悬饮。其归于四肢者，则为溢饮。悬者悬于一处，溢者溢于四旁。其偏结而上附心肺者，则为支饮。支饮者，如水之有派，木之有枝，附近于脏而不正中也。咳逆倚息，不得卧者，上迫肺也。

【点评】说支饮"如水之有派，木之有枝，附近于脏而不正中也"，别为一解。

水在心，心下坚筑③，短气，恶水不欲饮。水在肺，吐涎沫，欲饮水。水在脾，少气身重。水在肝，胁下支满，嚏而痛。水在肾，心下悸④。

水即饮也。坚筑，悸动有力，筑筑然也。短气者，心属火而畏水，水气上逼，则火气不伸也。吐涎沫者，气水相激而水从气泛也。欲饮水者，水独聚肺，而诸经失溉也。脾为水困，故少气。水淫肌肉，故身重，土本制水，而水盛反能制土也。肝脉布胁肋，水在肝，故胁下支满，支满犹偏满也。嚏出于肺，而肝脉上注肺，故嚏则相引而痛也。心下悸者，肾水盛而上凌心火也。

---

① 素盛今瘦：痰饮患者未病前身体丰满，得病后消瘦。
② 不得卧：《仲景全书·金匮要略方论》其有"短气"二字。
③ 心下坚筑：因水气凌心，致心下满闷痞坚，悸动不宁。
④ 心下悸：《医宗金鉴·订正仲景全书金匮要略注》作"脐下悸"。

夫心下有留饮，其人背寒冷如掌①大。留饮者，胁下痛引缺盆，咳嗽则辄已②。胸中有留饮，其人短气而渴，四肢历节痛。脉沉者，有留饮。

留饮，即痰饮之留而不去者也。背寒冷如掌大者，饮留之处阳气所不入也。魏氏曰背为太阳，在《易》为艮止③之象，一身皆动，背独常静，静处阴邪常客之，所以风寒自外入，多中于背，而阴寒自内生，亦多踞于背也。胁下痛引缺盆者，饮留于肝，而气连于肺也。咳嗽则辄已者，饮被气击而欲移，故辄已，一作咳嗽则转甚，亦通。盖即水流胁下，咳唾引痛之谓，气为饮滞故短，饮结者津液不周，故渴。四肢历节痛，为风寒湿在关节。若脉不浮而沉，而又短气而渴，则知是留饮为病，而非外入之邪矣。

【点评】"背寒冷如掌大"的是"饮留之处阳气所不入"，并引《易》理以解医理，相得益彰。

膈上病痰，满喘咳唾④，发则寒热，背痛腰疼，目泣自出，其人振振身瞤剧，必有伏饮。

伏饮亦即痰饮之伏而不觉者，发则始见也。身热、背痛、腰疼，有似外感，而兼见喘满、咳唾，则是《活人》所谓痰之为病，能令人憎寒发热，状类伤寒者也。目泣自出，振振身瞤动者，饮发而上逼液道，外攻经隧也。

夫病人饮水多，必暴喘满。凡食少饮多，水停心下。甚者则悸，微者短气。脉双弦者，寒也，皆大下后善虚⑤。脉偏弦者，饮也。

饮水过多，水溢入肺者，则为喘满。水停心下者，甚则水气凌心

---

① 掌：《仲景全书·金匮要略方论》作"手"。
② 辄已：《脉经》作"转盛"，《备急千金要方》作"转甚"。
③ 艮（gèn亘）止：艮，八卦之一，代表山；止，停止、止境。
④ 唾：《仲景全书·金匮要略方论》作"吐"。
⑤ 善虚：《医宗金鉴·订正仲景全书金匮要略注》作"里虚"。

而悸，微则气被饮抑而短也。双弦者，两手皆弦，寒气周体也；偏弦者，一手独弦，饮气偏注也。

【点评】借脉象阐述病机，简明扼要。

肺饮不弦，但苦喘、短气。支饮亦喘而不能卧，加短气，其脉平也。

肺饮，饮之在肺中者，五脏独有肺饮，以其虚而能受也。肺主气而司呼吸，苦喘短气，肺病已著，脉虽不弦，可以知其有饮矣。支饮上附于肺，即同肺饮，故亦喘而短气，其脉亦平而不必弦也。按：后第十四条云：咳家其脉弦，为有水。夫咳为肺病，而水即是饮，而其脉弦，此云肺饮不弦，支饮脉平，未详何谓。

病痰饮者，当以温药和之，心下有痰饮，胸胁支满①，目眩，苓桂术甘汤主之。

痰饮，阴邪也，为有形，以形碍虚则满，以阴冒阳则眩。苓、桂、术、甘，温中去湿，治痰饮之良剂，是即所谓温药也。盖痰饮为结邪，温则易散，内属脾胃，温则能运耳。

【点评】痰饮为有形阴邪，故"以形碍虚则满，以阴冒阳则眩"，简明地道出了苓桂术甘汤证的主症；"温则易散""温则能运"点出了温药的主要作用。

苓桂术甘汤方

茯苓　桂枝　白术各三两　甘草二两

上四味，以水六升，煮取三升，分温三服，小便则利。

夫短气有微饮，当从小便去之，苓桂术甘汤主之，肾气丸亦主之。

---

① 胸胁支满：胸胁支撑胀满感。

气为饮抑则短，欲引其气，必蠲其饮。饮，水类也，治水必自小便去之。苓、桂、术、甘，益土气以行水；肾气丸，养阳气以化阴，虽所主不同，而利小便则一也。

【点评】无论是苓桂术甘汤还是肾气丸，都能利小便，小便通利则气机流畅，水饮得去，故云"治水必自小便去之"。

苓桂术甘汤方见上

肾气丸方见妇人杂病

病者脉伏，其人欲自利，利反快，虽利，心下续坚满，此为留饮欲去故也①，甘遂半夏汤主之。

脉伏者，有留饮也。其人欲自利，利反快者，所留之饮，从利而减也。虽利，心下续坚满者，未尽之饮，复注心下也。然虽未尽而有欲去之势，故以甘遂、半夏因其势而导之。甘草与甘遂相反，而同用之者，盖欲其一战而留饮尽去，因相激而相成也。芍药、白蜜，不特安中，抑缓药毒耳。

【点评】方中甘草与甘遂相反，尤氏认为此种配合是"相激而相成""欲其一战而留饮尽去"。但此二药毕竟属十八反，后世陆渊雷云："据《千金》，盖甘遂、半夏同煮，芍药、甘草同煮，复以蜜和二药汁再煮也。本草为甘遂反甘草，此煮法似有深意，当遵用之。"

甘遂半夏汤方

甘遂大者三枚　半夏十二枚，以水一升煮取半升，去滓　芍药五枚　甘草如指大一枚，炙

上四味，以水二升，煮取半升，去滓，以蜜半升和药汁，煎取八

---

① 此为留饮欲去故也：《医宗金鉴·订正仲景全书金匮要略注》此句在"利反快"下。

合，顿服之。

脉浮而细滑，伤饮。脉弦数，有寒饮，冬夏难治。脉沉而弦者，悬饮内痛①，病悬饮者，十枣汤主之。

伤饮，饮过多也。气资于饮，而饮多反伤气，故脉浮而细滑，则饮之征也。脉弦数而有寒饮，则病与脉相左，魏氏所谓饮自寒而挟自热是也。夫相左者必相持，冬则时寒助饮，欲以热攻，则脉数必甚；夏则时热助脉，欲以寒治，则寒饮为碍，故曰难治。脉沉而弦，饮气内聚也，饮内聚而气击之则痛。十枣汤蠲饮破癖，其力颇猛，《三因方》以三味为末，枣肉和丸，名十枣丸，亦良。

【点评】难治之饮与气候相关。

十枣汤方

芫花_熬　甘遂　大戟_{各等分}

上三味，捣筛，以水一升五合，先煮肥大枣十枚，取八合，去滓，内药末，强人服一钱匕，羸人②服半钱，平旦温服之。不下者，明日更加半钱。得快利后，糜粥自养。

病溢饮者，当发其汗，大青龙汤主之，小青龙汤亦主之。

水气流行，归于四肢，当汗出而不汗出，身体重痛，谓之溢饮。夫四肢，阳也，水在阴者宜利，在阳者宜汗，故以大青龙发汗去水，小青龙则兼内饮而治之者耳。徐氏曰：大青龙合桂、麻而去芍药，加石膏，则水气不甚而挟热者宜之，倘饮多而寒伏，则必小青龙为当也。

【点评】二方同治溢饮，根据挟热或兼内饮而分用大、小青龙汤，从病位、药物作用方面加以阐释。

---

① 内痛：胸胁部牵引疼痛。
② 羸人：虚弱之人。

大青龙汤方

麻黄_{六两}　桂枝　甘草_{各二两}　生姜_{三两}　杏仁_{四十个}　大枣_{十二枚}
石膏_{如鸡子大一枚}

上七味，以水九升，先煮麻黄，减二升，去上沫，内诸药，煮取三升，去滓，温服一升，取微似汗，汗多者，温粉①粉之。

小青龙汤方

麻黄_{三两，去节}　芍药_{三两}　五味子_{半升}　干姜_{三两}　甘草_炙　细辛
桂枝_{各三两}　半夏_{半升}

上八味，以水一斗，先煮麻黄，减二升，去上沫，内诸药，煮取三升，去滓，温服一升。

膈间支饮，其人喘满，心下痞坚，面色黧黑，其脉沉紧，得之数十日，医吐下之不愈，木防己汤主之。虚者即愈，实者三日复发，复与不愈者，宜木防己汤去石膏加茯苓芒硝汤主之。

支饮上为喘满，而下为痞坚，则不特碍其肺，抑且滞其胃矣。面色黧黑者，胃中成聚，营卫不行也。脉浮紧者为外寒，沉紧者为里实，里实可下，而饮气之实，非常法可下，痰饮可吐，而饮之在心下者，非吐可去，宜其得之数十日，医吐下之而不愈也。木防己、桂枝，一苦一辛，并能行水气而散结气，而痞坚之处，必有伏阳②，吐下之余，定无完气，书不尽言，而意可会也，故又以石膏治热，人参益虚，于法可谓密矣。其虚者外虽痞坚，而中无结聚，即水去气行而愈，其实者中实有物，气暂行而复聚，故三日复发也。魏氏曰：后方去石膏加芒硝者，以其既散复聚，则有坚定之物，留作包囊，故以坚投坚而不破者，即以耎③投坚而即破也。加茯苓者，亦引饮下行之用耳。

---

① 温粉：《备急千金要方》作"煅龙骨末、煅牡蛎末各三钱，粳米粉一两。
② 伏阳：阳热之邪潜伏在体内，为热病之源。
③ 耎(ruǎn 软)：软。

【点评】木防己汤为何用石膏，"痞坚之处，必有伏阳"，饮阻气滞，郁而化热，故用石膏治热；为何用人参，"吐下之余，定无完气"，用之益虚，并提醒后学者，"书不尽言，而意可会也"。

木防己汤方

木防己三两　石膏如鸡子大二枚　桂枝二两　人参四两

上四味，以水六升，煮取二升，分温再服。

木防己去石膏加茯苓芒硝汤方

木防己　桂枝各二两　茯苓　人参各四两　芒硝三合

上五味，以水六升，煮取二升，去滓，内芒硝，再微煎，分温再服，微利则愈。

心下有支饮，其人苦冒眩，泽泻汤主之。

水饮之邪，上乘清阳之位，则为冒眩。冒者，昏冒而神不清，如有物冒蔽之也；眩者，目眩转而乍见玄黑也。泽泻泻水气，白术补土气以胜水也。高鼓峰云：心下有水饮，格其心火，不能下行，而但上冲头目也，亦通。

泽泻汤方

泽泻五两　白术二两

上二味，以水二升，煮取一升，分温再服。

支饮胸满者，厚朴大黄汤主之。

胸满疑作腹满，支饮多胸满，此何以独用下法？厚朴、大黄，与小承气同，设非腹中痛而闭者，未可以此轻试也。

【点评】饮阻气滞，支饮见胸满，其实也可见腹满。据本方用药，"胸满疑作腹满"有理。

厚朴大黄汤方

厚朴一尺　大黄六两　枳实四枚

上三味，以水五升，煮取二升，分温再服。

支饮不得息，葶苈大枣泻肺汤主之。

不得息，肺满而气闭也。葶苈入肺，通闭泄满，用大枣者，不使伤正也。

葶苈大枣泻肺汤方见肺痈

呕家本渴，渴者为欲解，今反不渴，心下有支饮故也，小半夏汤主之。

此为饮多而呕者言。渴者饮从呕去，故欲解；若不渴，则知其支饮仍在，而呕亦未止。半夏味辛性燥，辛可散结，燥能蠲饮，生姜制半夏之悍，且以散逆止呕也。

小半夏汤方

半夏一升　生姜半升

上二味，以水七升，煮取一升半，分温再服。

腹满，口舌干燥，此肠间有水气，己椒苈黄丸主之。

水既聚于下，则无复润于上，是以肠间有水气而口舌反干燥也。后虽有水饮之入，只足以益下趋之势，口燥不除而腹满益甚矣。防己疗水湿，利大小便，椒目治腹满，去十二种水气，葶苈、大黄，泄以去其闭也。渴者知胃热甚，故加芒硝，《经》云热淫于内，治以咸寒也。

[**点评**]明确解释了"口舌干燥"的机制是水液运行失常，"聚于下"而不能"润于上"。

己椒苈黄丸方

防己　椒目　葶苈熬　大黄各一两

上四味，末之，蜜丸如梧子大，先食饮服一丸，日三服，稍增，口中有津液。渴者，加芒硝半两。

卒呕吐，心下痞，膈间有水，眩悸者，小半夏加茯苓汤主之。

饮气逆于胃则呕吐，滞于气则心下痞，凌于心则悸，蔽于阳则眩。半夏、生姜，止呕降逆，加茯苓去其水也。

小半夏加茯苓汤方

半夏一升　生姜半斤　茯苓四两

上三味，以水七升，煮取一升五合，分温再服。

假令瘦人脐下有悸，吐涎沫而颠①眩，此水也，五苓散主之。

瘦人不应有水，而脐下悸，则水动于下矣。吐涎沫，则水逆于中矣。甚而颠眩，则水且犯于上矣。形体虽瘦，而病实为水，乃病机之变也。颠眩即头眩。苓、术、猪、泽，甘淡渗泄，使肠间之水，从小便出；用桂者，下焦水气，非阳不化也。曰多服暖水汗出者，盖欲使表里分消其水，非挟有表邪而欲两解之谓。

【点评】指出五苓散为表里分消之剂。

五苓散方

泽泻一两一分　猪苓　茯苓　白术各三分　桂枝二分

上五味，为末，白饮服方寸匕，日三服，多服暖水，汗出愈。

附方

外台茯苓饮　治心胸中有停痰宿水，自吐出水后，心胸间虚，气满，不能食，消痰气，令能食。

茯苓　人参　白术各三两　枳实二两　橘皮二两半　生姜四两

上六味，以水六升，煮取一升八合，分温三服，如人行八九里，进之。

咳家其脉弦，为有水，十枣汤主之。

---

① 颠：《仲景全书·金匮要略方论》作"癫"。

脉弦为水，咳而脉弦，知为水饮渍入肺也。十枣汤逐水气自大小便去，水去则肺宁而咳愈。按：许仁则论饮气咳者，由所饮之物，停滞在胸，水气上冲，肺得此气，便成咳嗽，经久不已，渐成水病，其状不限四时昼夜，遇诸动嗽物即剧，乃至双眼突出，气如欲断，汗出，大小便不利，吐痰饮涎沫无限，上气喘急肩息，每旦眼肿，不得平眠，此即咳家有水之证也。着有干枣三味丸方亦佳，大枣六十枚，葶苈一升，杏仁一升，合捣作丸，桑白皮饮下七八丸，日再，稍稍加之，以大便通利为度。

十枣汤方 见上

夫有支饮家，咳烦，胸中痛者，不卒死，至一百日或一岁，宜十枣汤。

胸中支饮，扰乱清道，赵氏所谓动肺则咳，动心则烦，搏击阳气则痛者是也。其甚者营卫遏绝，神气乃亡，为卒死矣；否则延久不愈，至一百日或一岁，则犹有可治，为其邪瘥缓而正得持也。然以经久不去之病，而仍与十枣攻击之药者，岂非以支饮不去，则其咳烦胸痛，必无止期，与其事敌以苟安，不如悉力一决之，犹或可图耶，然亦危矣。

【点评】久病邪留不去，邪不除则病不愈，勉力攻邪"犹或可图"，然毕竟正气已虚，须小心从事。

久咳数岁，其脉弱者，可治；实大数者，死；其脉虚者，必苦冒。其人本有支饮在胸中故也，治属饮家。

久咳数岁不已者，支饮渍肺而咳，饮久不已，则咳久不愈也。咳久者其气必虚，而脉反实大数，则其邪犹盛，以犹盛之邪，而临已虚之气，其能久持乎？故死。若脉虚者，正气固虚，而饮气亦衰，故可治。然饮虽衰而正不能御，亦足以上蔽清阳之气，故其人必苦冒也。此病为支饮所致，去其饮则病自愈，故曰治属饮家。

咳逆倚息不得卧，小青龙汤主之。

倚息，倚几而息，能俯而不能仰也。肺居上焦而司呼吸，外寒内饮，壅闭肺气，则咳逆上气，甚则但坐不得卧也。麻黄、桂枝，散外入之寒，半夏消内积之饮，细辛、干姜，治其咳满，芍药、五味，监麻、桂之性，使入饮去邪也。

小青龙汤方见上

青龙汤下已，多唾口燥，寸脉沉，尺脉微，手足厥逆，气从小腹上冲胸咽，手足痹，其面翕热如醉状，因复下流阴股，小便难，时复冒者，与茯苓桂枝五味甘草汤，治其气冲。

服青龙汤已，设其人下实不虚，则邪解而病除，若虚则麻黄、细辛辛甘温散之品，虽能发越外邪，亦易动人冲气。冲气，冲脉之气也，冲脉起于下焦，挟肾脉上行至喉咙。多唾口燥，气冲胸咽，面热如醉，皆冲气上入之候也。寸沉尺微，手足厥而痹者，厥气上行，而阳气不治也；下流阴股，小便难，时复冒者，冲气不归，而仍上逆也。茯苓、桂枝，能抑冲气使之下行，然逆气非敛不降，故以五味之酸敛其气，土厚则阴火自伏，故以甘草之甘补其中也。

【点评】小青龙虽为治饮良方，但方中有麻黄、细辛等辛甘温散之品，下虚之人服之，易动冲气。

桂苓五味甘草汤方

桂枝　茯苓各四两　五味子半升　甘草三两，炙

上四味，以水八升，煮取三升，去滓，分温三服。

冲气即低，而反更咳、胸满者，用桂苓五味甘草汤去桂加干姜、细辛，以治其咳满。

服前汤已，冲气即低，而反更咳胸满者，下焦冲逆之气既伏，而肺中伏匿之寒饮续出也。故去桂枝之辛而导气，加干姜、细辛之辛而入肺者，合茯苓、五味、甘草消饮驱寒，以泄满止咳也。

苓甘五味姜辛汤方

茯苓四两　甘草　干姜　细辛各三两　五味子半升

上五味，以水八升，煮取三升，去滓，温服半升，日三。

咳满即止，而更复渴，冲气复发者，以细辛、干姜为热药也。服之当遂渴，而渴反止者，为支饮也。支饮者，法当冒，冒者必呕。呕者，复内半夏以去其水。

冲脉之火，得表药以发之则动，得热药以逼之亦动。而辛热气味，既能劫夺胃中之阴，亦能布散积饮之气。仲景以为渴而冲气动者，自当治其冲气，不渴而冒与呕者，则当治其水饮，故内半夏以去其水。而所以治渴而冲气动者，惜未之及也。约而言之，冲气为麻黄所发者，治之如桂、苓、五味、甘草，从其气而导之矣，其为姜、辛所发者，则宜甘淡咸寒，益其阴以引之，亦自然之道也，若更用桂枝，必捍格不下，即下亦必复冲，所以然者，伤其阴故也。

【点评】冲气有为麻黄所发者，也有为姜、辛所发者，治疗时当有所区别。

苓甘五味姜辛半夏汤方①

茯苓_{四两}　甘草　细辛　干姜_{各二两}　半夏　五味_{各半升}

上六味，以水八升，煮取三升，去滓，温服半升，日三服。

水去呕止，其人形肿者，加杏仁主之。其证应内麻黄，以其人遂痹，故不内之。若逆而内之者必厥，所以然者，以其人血虚，麻黄发其阳故也。

水在胃者，为冒，为呕；水在肺者，为喘，为肿。呕止而形肿者，胃气和而肺壅未通也，是惟麻黄可以通之。而血虚之人，阳气无偶，发之最易厥脱，麻黄不可用矣！杏仁味辛能散，味苦能发，力虽不及，与证适宜也。

---

① 苓甘五味姜辛半夏汤方：《仲景全书·金匮要略方论》作"桂苓五味甘草去桂加姜辛夏汤"。

苓甘五味加姜辛半夏杏仁汤方

茯苓_{四两}　甘草　干姜　细辛_{各三两}　五味　半夏　杏仁_{各半升}

上七味，以水一斗，煮取三升，去滓，温服半升，日三服。

若面热如醉，此为胃热上冲熏其面，加大黄以利之。

水饮有挟阴之寒者，亦有挟阳之热者，若面热如醉，则为胃热随经上冲之证，胃之脉上行于面故也。即于消饮药中，加大黄以下其热。与冲气上逆，其面翕热如醉者不同，冲气上行者，病属下焦阴中之阳，故以酸温止之，此属中焦阳明之阳，故以苦寒下之。

【**点评**】面热如醉有胃热随经上冲所致者，也有冲气上逆引起者，前者以苦寒下之，后者以酸温止之，不可相混。

苓甘五味加姜辛半杏大黄汤方

茯苓_{四两}　甘草_{二两①}　干姜　细辛_{各三两}　五味　半夏　杏仁_{各半升}　大黄_{三两}

上八味，以水一斗，煮取三升，去滓，温服半升，日三服。

先渴后呕，为水停心下，此属饮家，小半夏加茯苓汤主之。

先渴后呕者，本无呕病，因渴饮水，水多不下而反上逆也，故曰此属饮家。小半夏止呕降逆，加茯苓去其停水。盖始虽渴而终为饮，但当治饮，而不必治其渴也。

小半夏加茯苓汤方_{见上}

---

① 二两：《仲景全书·金匮要略方论》作"三两"。

消渴小便不利淋病脉证治第十三

厥阴之为病，消渴①，气上冲心②，心中疼热，饥而不欲食，食则吐蛔③，下之利不止④。

此邪热入厥阴而成消渴，成氏所谓邪愈深者热愈甚也。气上冲心，心中疼热者，火生于木，肝气通心也；饥而不欲食者，木喜攻土，胃虚求食，而客热复不能消谷也；食即吐蛔者，蛔无食而动，闻食臭而出也；下之利不止者，胃气重伤，而邪热下注也。夫厥阴风木之气，能生阳火而烁阴津，津虚火实，脏燥无液，求救于水，则为消渴。消渴者，水入不足以制火，而反为火所消也。

【点评】 指出"津虚火实"为消渴之病机。

寸口脉浮而迟，浮即为虚，迟即为劳，虚则卫气不足，劳则营气竭，趺阳脉浮而数，浮即为气⑤，数即消谷而大⑥坚。气盛则溲数，溲数则坚，坚数相搏，即为消渴。

诊寸口而知营卫之并虚，诊趺阳而知胃气之独盛。合而观之，知为虚劳内热而成消渴也。夫所谓气盛者，非胃气盛也，胃中之火盛也。火盛则水谷去而胃乃坚，如土被火烧而坚硬如石也，故曰数即消谷而大坚。胃既坚硬，水入不能浸润，但从旁下转，而又为火气所迫而不留，故曰气盛则溲数，溲数则坚，愈数愈坚，愈坚愈数，是以饮

---

① 消渴：此指渴饮无度之症。
② 冲心：《仲景全书·伤寒论》作"撞心"。
③ 食则吐蛔：《金匮要略浅注》作"食则吐"。
④ 下之利不止：《金匮要略浅注》作"下之不肯止"。
⑤ 浮即为气：此浮非主表，而是胃气亢盛。
⑥ 而大：《医宗金鉴·订正仲景全书金匮要略注》云"而大"之下当有"便"字。

水多而渴不解也。

【点评】"消谷而大坚"之"大坚"解释为胃之"坚硬"不妥，此当指大便坚硬。

男子消渴，小便反多，以饮一斗，小便亦一斗，肾气丸主之。

男子以肾为事，肾中有气，所以主气化，行津液，而润心肺者也。此气既虚，则不能上至，气不至，则水亦不至，而心肺失其润矣。盖水液属阴，非气不至，气虽属阳，中实含水，水之与气，未尝相离也。肾气丸中有桂、附，所以斡旋肾中颓堕之气，而使上行心肺之分，故名曰肾气。不然，则滋阴润燥之品，同于饮水无济，但益下趋之势而已。驯至阳气全消，有降无升，饮一溲二而死不治。夫岂知饮入于胃，非得肾中真阳，焉能游溢精气，而上输脾肺耶。

按：消渴证，有太阴、厥阴、阳明、少阴之异。系太阴者，心热移肺也；系厥阴者，风胜则干，抑火从木出也；系阳明者，火燔而土燥也；系少阴者，水虚不能制火也。然此不言水虚不能制火，而言火虚不能化水，则法之变而论之精也。惟火不化水，故饮一斗，水亦一斗，不然，未有不为火所消者矣。推而言之，厥阴内热之渴，水为热所消，其小便必不多。阳明内坚之渴，水入不能内润而从旁转，其小便虽数，而出亦必少也。

【点评】强调肾气的重要性，肾气振奋则能行津液，输布全身。否则，徒用滋阴润燥之品，无济于事。

肾气丸方 见妇人杂病

脉浮，小便不利，微热消渴者，宜利小便、发汗，五苓散主之。

热渴饮水，水入不能已其热，而热亦不能消其水，于是水与热结，而热浮水外，故小便不利，而微热消渴也。五苓散利其与热俱结之水，兼多饮暖水取汗，以去其水外浮溢之热，热除水去，渴当自止。

五苓散方见痰饮

渴欲饮水，水入则吐者，名曰水逆，五苓散主之。

热渴饮水，热已消而水不行，则逆而成呕，乃消渴之变证。曰水逆者，明非消渴而为水逆也，故亦宜五苓散，去其停水。

【点评】水热互结、水停气阻俱可致渴，五苓散重在化气利水，水去则热无所依，气机复常，其渴自解。

渴欲饮水不止者，文蛤散主之。

热渴饮水，水入不能消其热，而反为热所消，故渴不止。文蛤味咸性寒，寒能除热，咸能润下，用以折炎上之势，而除热渴之疾也。

文蛤散方

文蛤五两

上一味，杵为散，以沸汤五合，和服方寸匕。

淋之为病，小便如粟状，小腹弦急①，痛引脐中。

淋病有数证，云小便如粟状者，即后世所谓石淋是也。乃膀胱为火热燔灼，水液结为滓质，犹海水煎熬而成咸碱也。小腹弦急，痛引脐中者，病在肾与膀胱也。按：巢氏云："淋之为病，由肾虚而膀胱热也"。肾气通于阴，阴，水液下流之道也。膀胱为津液之府，肾虚则小便数，膀胱热则水下涩，数而且涩，淋沥不宣，故谓之淋，其状小便出少起多，小腹弦急，痛引于脐。又有石淋、劳淋、血淋、气淋、膏淋之异，详见本论，其言颇为明晰，可补仲景之未备。

【点评】认为淋病之病机为肾虚、膀胱热。

---

① 小腹弦急：《医宗金鉴·订正仲景全书金匮要略注》作"少腹"。弦急，即拘急。

趺阳脉数，胃中有热，即消谷引饮①，大便必坚，小便则数。

胃中有热，消谷引饮，即后世所谓消谷善饥，为中消者是也。胃热则液干，故大便坚。便坚则水液独走前阴，故小便数。亦即前条消渴胃坚之证，而列于淋病之下，疑错简也。

淋家不可发汗，发汗则便血②。

淋家热结在下，而反发其汗，热气乘心之虚而内扰其阴，则必便血。

小便不利者，有水气，其人若渴③，栝蒌瞿麦丸主之。

此下焦阳弱气冷，而水气不行之证，故以附子益阳气，茯苓、瞿麦行水气。观方后云"腹中温为知"可以推矣。其人若渴，则是水寒偏结于下，而燥火独聚于上，故更以薯蓣、栝蒌根，除热生津液也。夫上浮之焰，非滋不熄；下积之阴，非暖不消。而寒润辛温，并行不倍④，此方为良法矣。欲求变通者，须于此三复焉。

【点评】从方后煮服法读出病机，亦可谓活学经典矣。

栝蒌瞿麦丸方

薯蓣　茯苓各三两　栝蒌根二两　附子一枚，炮　瞿麦一两

上五味，末之，炼蜜丸如梧子大，饮服二丸，日三服，不知，增至七八丸，以小便利，腹中温为知。

小便不利，蒲灰散主之；滑石白鱼散、茯苓戎盐汤并主之。

蒲：香蒲也。宁原云："香蒲去湿热，利小便，合滑石为清利小便之正法也"。《别录》云："白鱼开胃下气，去水气，血余疗转胞，小便不通，合滑石为滋阴益气，以利其小便者也"。《纲目》："戎盐即青盐，咸寒入肾，以润下之性，而就渗利之职，为驱除阴分水湿之

① 引饮：《仲景全书·金匮要略方论》作"引食"。
② 便血：此指尿血。
③ 若渴：《古今医统正脉全书·金匮玉函要略方论》作"苦渴"。
④ 倍：通"背"，违背；冲突。

法也"。仲景不详见证，而并出三方，以听人之随证审用，殆所谓引而不发者欤。

蒲灰散方

蒲灰半分　滑石三分

上二味，杵为散，饮服方寸匕，日三服。

滑石白鱼散方

滑石　乱发烧　白鱼各二分

上三味，杵为散，饮服方寸匕，日三服。

茯苓戎盐汤方

茯苓半斤　白术二两　戎盐弹丸大一枚

上三味，先将茯苓、白术煎成，入戎盐再煎，分温三服。

渴欲饮水，口干燥者①，白虎加人参汤主之。

此肺胃热盛伤津，故以白虎清热，人参生津止渴。盖即所谓上消膈消之证，疑亦错简于此也。

白虎加人参汤方见暍病

脉浮发热，渴欲饮水，小便不利者，猪苓汤主之。

此与前五苓散病证同，而药则异。五苓散行阳之化，热初入者宜之；猪苓汤行阴之化，热入久而阴伤者宜之也。

按：渴欲饮水，本文共有五条：而脉浮发热，小便不利者，一用五苓，为其水与热结故也；一用猪苓，为其水与热结，而阴气复伤也；其水入则吐者，亦用五苓，为其热消而水停也；渴不止者，则用文蛤，为其水消而热在也；其口干燥者，则用白虎加人参，为其热甚而津伤也。此为同源而异流者，治法亦因之各异，如此，学者所当细审也。

---

① 口干燥者：《医宗金鉴·订正仲景全书金匮要略注》作"口舌干燥者"。

【点评】归纳"渴欲饮水"的病机与方药，条理清晰。

猪苓汤方

猪苓_{去皮}　茯苓　阿胶　滑石　泽泻_{各一两}

上五味，以水四升，先煮四味，取二升，去滓，内胶烊消①，温服七合，日三服。

水气病脉证并治第十四

师曰：病有风水，有皮水，有正水，有石水，有黄汗。风水其脉自浮，外证骨节疼痛恶风；皮水其脉亦浮，外证胕②肿，按之没指，不恶风，其腹如鼓③，不渴，当发其汗；正水其脉沉迟，外证自喘；石水其脉自沉，外证腹满不喘；黄汗其脉沉迟，身发热，胸满，四肢头面肿，久不愈，必致痈脓。

风水，水为风激，因风而病水也。风伤皮毛，而湿流关节，故脉浮恶风而骨节疼痛也。皮水，水行皮中，内合肺气，故其脉亦浮，不兼风，故不恶风也。其腹如鼓，即《内经》"鼕鼕④然不坚"之意，以其病在皮肤，而不及肠脏，故外有胀形，而内无满喘也。水在皮者，宜从汗解，故曰当发其汗。正水，肾脏之水自盛也。石水，水之聚而不行者也。正水，乘阳之虚而侵及上焦，故脉沉迟而喘。石水，因阴之盛而结于少腹，故脉沉腹满而不喘也。黄汗，汗出沾衣如蘖汁，得之湿热交病，而湿居热外，其盛于上而阳不行，则身热胸满，四肢头面肿，久则侵及于里而营不通，则逆于肉理而为痈脓也。

---

① 内胶烊消：《金匮悬解》作"内阿胶，烊消尽"。
② 胕（fū 肤）：《备急千金要方》作"浮"。胕肿，肌肤浮肿。
③ 其腹如鼓：《诸病源候论》作"腹如故而不满"。
④ 鼕鼕（kōng 空）：象声词，鼓声或中空物的叩击声。《医心方》作"彭彭"。

【点评】简明地阐述了四水及黄汗的病机和主症。

脉浮而洪，浮则为风，洪则为气，风气相搏，风强①则为瘾疹，身体为痒，痒者为泄风②，久为痂癞③。气强④则为水，难以俯仰。风气相击，身体洪肿，汗出乃愈。恶风则虚，此为风水。不恶风者，小便通利，上焦有寒，其口多涎，此为黄汗。

风，天之气；气，人之气，是皆失其和者也。风气相搏，风强则气从风而侵淫肌体，故为瘾疹；气强则风从气而鼓涌水液，故为水；风气并强，两相搏击，而水液从之，则为风水，汗之则风去而水行，故曰汗出乃愈。然风水之病，其状与黄汗相似，故仲景于此复辨其证，以恶风者为风水，不恶风者为黄汗，而风水之脉浮，黄汗之脉沉，更不必言矣。

【点评】指出水液病变与内外因素相关；风水与黄汗不仅有恶风不恶风之别，在脉象上也有浮与沉之不同。

寸口脉沉滑者，中有水气，面目肿大有热，名曰风水。视人之目窠⑤上微肿，如蚕新卧起状⑥，其颈脉动，时时咳，按其手足上，陷而不起者风水。

风水其脉自浮，此云沉滑者，乃水脉，非风脉也。至面目肿大有热，则水得风而外浮，其脉亦必变而为浮矣，仲景不言者，以风水该之也。目窠上微肿，如蚕新卧起状者，《内经》所谓水为阴，而目下亦阴，聚水者必微肿先见于目下是也。颈脉动者，颈间人迎脉动甚，风水上凑故也。时时咳者，水渍入肺也，按其手足上陷而不起，与

① 风强：风邪盛。
② 泄风：风邪外泄而有皮疹身痒之证。
③ 痂癞：化脓结痂如癞疾。
④ 气强：水气盛。
⑤ 目窠：《仲景全书·金匮要略方论》作"目裹"。
⑥ 如蚕新卧起状：《脉经》《备急千金要方》《外台秘要》中无"蚕"字。

《内经》以手按其腹，随手而起，如里水之状者不同，然腹中气大，而肢间气细，气大则按之随手而起，气细则按之窅^①而不起，而其浮肿则一也。

【点评】按腹与按手足都是诊水气病的方法，联系《灵枢·水胀》篇相关论述，说明两者之不同。

太阳病，脉浮而紧，法当骨节疼痛，反不疼，身体反重而酸，其人不渴，汗出即愈，此为风水。恶寒者，此为极虚发汗得之。渴而不恶寒者，此为皮水。身肿而冷，状如周痹^②，胸中窒，不能食，反聚痛，暮躁不得眠，此为黄汗，痛在骨节。咳而喘，不渴者，此为肺胀^③，其状如肿，发汗则愈。然诸病此者，渴而下利，小便数者，皆不可发汗。

太阳有寒，则脉紧骨疼；有湿则脉濡身重；有风则脉浮体酸；此明辨也。今得伤寒脉而骨节不疼，身体反重而酸，即非伤寒，乃风水外胜也，风水在表而非里，故不渴。风固当汗，水在表者亦宜汗，故曰汗出即愈。然必气盛而实者，汗之乃愈。不然则其表益虚，风水虽解，而恶寒转增矣。故曰恶寒者，此为极虚发汗得之。若其渴而不恶寒者，则非病风，而独病水，不在皮外，而在皮中，视风水为较深矣。其证身肿而冷，状如周痹，周痹为寒湿痹其阳，皮水为水气淫于肤也。胸中窒，不能食者，寒袭于外，而气窒于中也。反聚痛，暮躁不得眠者，热为寒郁，而寒甚于暮也。寒湿外淫，必流关节，故曰此为黄汗，痛在骨节也。其咳而喘不渴者，水寒伤肺，气攻于表，有如肿病，而实同皮水，故曰发汗则愈。然此诸病，若其人渴而下利，小便数者，则不可以水气当汗而概发之也。仲景丁宁^④之意，岂非虑人

---

① 窅（yǎo 咬）：凹陷、低下。
② 周痹：全身游走性疼痛为特征的病证。
③ 肺胀：《金匮悬解》作"脾胀"。
④ 丁宁：通"叮咛"。嘱咐，告诫之意。

之津气先亡耶。

或问前二条云风水外证骨节疼，此云骨节反不疼，身体反重而酸；前条云皮水不渴，此云渴，何也？曰：风与水合而成病，其流注关节者，则为骨节疼痛；其侵淫肌体者，则骨节不疼，而身体酸重，由所伤之处不同故也。前所云皮水不渴者，非言皮水本不渴也，谓腹如鼓而不渴者，病方外盛而未入里，犹可发其汗也，此所谓渴而不恶寒者，所以别于风水之不渴而恶风也。程氏曰："水气外留于皮，内薄①于肺，故令人渴是也"。

【点评】第一段阐述水气病不同情况的病机；第二段道出风水、皮水非典型之见症。颇为注重病机之鉴别。

里水②者，一身面目黄肿③，其脉沉，小便不利，故令病水。假令小便自利，此亡津液，故令渴，越婢加术汤主之。方见中风

里水，水从里积，与风水不同，故其脉不浮而沉。而盛于内者必溢于外，故一身面目悉黄肿也。水病小便当不利，今反自利，则津液消亡，水病已而渴病起矣。越婢加术，是治其水，非治其渴也。以其身面悉肿，故取麻黄之发表，以其肿而且黄，知其湿中有热，故取石膏之清热，与白术之除湿。不然，则渴而小便利者，而顾犯不可发汗之戒耶。或云此治小便利，黄肿未去者之法，越婢散肌表之水，白术止渴生津也，亦通。

【点评】一般认为，此条为倒装句法，"越婢加术汤主之"应接在"故令病水"后，方合医理。虽然尤氏亦指出越婢加术汤"是治其水，非治其渴"，但文中所注亦有随文演义之嫌。

---

① 薄：通"迫"。迫近，接近。
② 里水：《脉经》作"皮水"。
③ 黄肿：《脉经》作"洪肿"。

趺阳脉当伏，今反紧，本自有寒，疝瘕，腹中痛，医反下之，即胸满短气。趺阳脉当伏，今反数，本自有热，消谷，小便数，今反不利，此欲作水。

趺阳虽系胃脉，而出于阴部，故其脉当伏，今反紧者，以其腹中宿有寒疾故也。寒则宜温而反下之，阳气重伤，即胸满短气。其反数者，以其胃中有热故也。热则当消谷而小便数，今反不利，则水液日积，故欲作水。夫阴气伤者，水为热蓄而不行；阳气竭者，水与寒积而不下。仲景并举二端，以见水病之原有如此也。

【点评】寒积阳伤、水为热蓄都是"水病之原"。

寸口脉浮而迟，浮脉则热，迟脉则潜，热潜相搏，名曰沉。趺阳脉浮而数，浮脉即热，数脉即止，热止相搏，名曰伏。沉伏相搏，名曰水。沉则络脉虚，伏则小便难，虚难相搏，水走皮肤，即为水矣。

热而潜，则热有内伏之势，而无外发之机矣，故曰沉。热而止，则热有留滞之象，而无运行之道矣，故曰伏。热留于内而不行，则水气因之而蓄，故曰沉伏相搏，名曰水。热留于内，则气不外行，而络脉虚，热止于中，则阳不下化，而小便难，以不化之水，而当不行之气，则惟有浸淫躯壳而已，故曰虚难相搏，水走皮肤，即为水矣。此亦所谓阴气伤者，水为热蓄不下者也。

【点评】热之内伏、留滞，致"气不外行""阳不下化"，水为热蓄而产生种种见症。

寸口脉弦而紧，弦则卫气不行，即恶寒，水不沾流①，走于肠间。少阴脉紧而沉，紧则为痛，沉则为水，小便即难。

此二条并阳衰阴胜之证。而寸口则主卫气，少阴则主肾阳。主卫气者，寒从外得，而阳气被抑；主肾阳者，寒自内生，而气化不速。

———

① 沾流：流通输布之意。

亦即所谓阳气竭者，水与寒积而不行者也。

【点评】寒从外得或自内生，使"阳气被抑"或"气化不速"，也可出现水病。

脉得诸沉，当责有水，身体肿重。水病脉出者死。

水为阴，阴盛故令脉沉。又水行皮肤，营卫被遏，亦令脉沉。若水病而脉出，则真气反出邪水之上，根本脱离，而病气独胜，故死。出与浮迥异，浮者盛于上而弱于下，出则上有而下绝无也。

【点评】一语道明脉"浮"与脉"出"之别。

夫水病人目下有卧蚕，面目鲜泽，脉伏，其人消渴，病水腹大，小便不利，其脉沉绝者有水，可下之。

目下有卧蚕者，目下微肿，如蚕之卧，经所谓水在腹者，必使目下肿也。水气足以润皮肤而壅营卫，故面目鲜泽，且脉伏不起也。消渴者，阳气被郁而生热也。病水，因水而为病也。夫始因水病而生渴，继因消渴而益病水，于是腹大，小便不利，其脉沉绝，水气瘀壅而不行，脉道被遏而不出，其势亦太甚矣，故必下其水，以通其脉。

问曰：病下利后渴饮水，小便不利，腹满因肿①者，何也？答曰：此法当病水，若小便自利，及汗出者，自当愈。

下利后阴亡无液，故渴欲饮水，而土虚无气，不能制水，则又小便不利，腹满因肿，知其将聚水为病矣。若小便利，则从下通，汗出则从外泄，水虽聚而旋行，故病当愈。然其所以汗与利者，气内复而机自行也，岂辛散淡渗所能强责之哉。

【点评】"气内复而机自行"是水液运行复常的关键。

---

① 因肿：《脉经》作"阴肿"。

心水者，其身重而少气，不得卧，烦而躁，其人阴肿。肝水者，其腹大，不能自转侧，胁下腹痛，时时津液微生，小便续通。肺水者，其身肿，小便难，时时鸭溏。脾水者，其腹大，四肢苦重，津液不生，但苦少气，小便难。肾水者，其腹大，脐肿腰痛，不得溺，阴下湿如牛鼻上汗，其足逆冷，面反瘦。

心，阳脏也，而水困之，其阳则弱，故身重而少气也；阴肿者，水气随心气下交于肾也。肝病喜归脾，脾受肝之水而不行，则腹大不能转侧也；肝之腑在胁，而气连少腹，故胁下腹痛也；时时津液微生，小便续通者，肝喜冲逆而主疏泄，水液随之而上下也。肺主气化，治节一身，肺以其水行于身则肿；无气以化其水，则小便难；鸭溏，如鸭之后，水粪杂下也。脾主腹而气行四肢，脾受水气，则腹大四肢重；津气生于谷，谷气运于脾，脾湿不运，则津液不生而少气；小便难者，湿不行也。身半以下，肾气主之，水在肾，则腰痛、脐肿、腹大也。不得溺，阴下湿，如牛鼻上汗，其足逆冷者，肾为阴，水亦为阴，两阴相得，阳气不行，而湿寒独胜也。面反瘦者，面为阳，阴盛于下，则阳衰于上也。

师曰：诸有水者，腰以下肿，当利小便；腰以上肿，当发汗乃愈。

腰以下为阴，阴难得汗而易下泄，故当利小便；腰以上为阳，阳易外泄，故当发汗。各因其势而利导之也。

【点评】指出治疗水气病着眼于病位之阴阳而用利小便、发汗法，体现了因势利导的思想。

师曰：寸口脉沉而迟，沉则为水，迟则为寒，寒水相搏。趺阳脉伏，水谷不化，脾气衰则鹜溏，胃气衰则身肿。少阳脉卑，少阴脉细，男子则小便不利，妇人则经水不通。经为血，血不利则为水，名曰血分。

此合诊寸口、趺阳，而知为寒水胜而胃阳不行也。胃阳不行，则水谷不化，水谷不化，则脾胃俱衰，脾气主里，故衰则鹜溏；胃气主表，故衰则身肿也。少阳者，生气也；少阴者，地道也，而俱受气于脾胃，脾胃衰则少阳脉卑，而生气不荣，少阴脉细，而地道不通，男子则小便不利，妇人则经血不通，而其所以然者，则皆阳气不行，阴气乃结之故。曰血分者，谓虽病于水，而实出于血也。

【点评】强调脾胃虚衰是水气病形成的重要因素；指出所谓"血分"是"出于血"的水病。

师曰：寸口脉沉而数，数则为出，沉则为入。出则为阳实，入则为阴结。趺阳脉微而弦，微则无胃气，弦则不得息。少阴脉沉而滑，沉则为在里，滑则为实，沉滑相搏，血结胞门，其瘕①不写，经络不通，名曰血分。

此合诊寸口、趺阳、少阴，而知其气壅于阳，胃虚于中，而血结于阴也。出则为阳实者，肺被热而治不行也。弦则不得息者，胃受制而气不利也。夫血结在阴，惟阳可以通之，而胃虚受制，肺窒不行，更何恃而开其结，行其血耶，惟有凝聚癃闭，转成水病而已，故曰血结胞门。其瘕不写，经络不通，名曰血分，亦如上条所云也。但上条之结，为血气虚少而行之不利也，此条之结，为阴阳壅郁而欲行不能也。仲景并列于此，以见血分之病，虚实不同如此。

【点评】此条见于《脉经》卷九。血分之病有虚实不同，前者是"血气虚少而行之不利"，后者"为阴阳壅郁而欲行不能"。

问曰：病有血分、水分，何也？师曰：经水前断后病水，名曰血分，此病难治；先病水后经水断，名曰水分，此病易治。何以故？去水，其经自下②。

---

① 瘕：《脉经》作"藏"。
② 问曰病有血分……其经自下：此条原脱，据《脉经》补。

此复设问答，以明血分、水分之异。血分者，因血而病为水也；水分者，因水而病及血也。血病深而难通，故曰难治；水病浅而易行，故曰易治。

【点评】"血病深而难通""水病浅而易行"，说明了前者难治而后者易治的道理。

问曰：病者苦水，面目身体四肢皆肿，小便不利，脉之不言水，反言胸中痛，气上冲咽，状如炙肉，当微咳喘，审如师言，其脉何类？师曰：寸口脉沉而紧，沉为水，紧为寒，沉紧相搏，结在关元，始时尚微，年盛不觉，阳衰之后，营卫相干，阳损阴盛，结寒微动，肾气上冲，咽喉塞噎，胁下急痛。医以为留饮而大下之，气系不去，其病不除。复重吐之，胃家虚烦，咽燥欲饮水，小便不利，水谷不化，面目手足浮肿，又与葶苈丸下水，当时如小瘥，食饮过度，肿复如前，胸胁苦痛，象若奔豚，其水扬溢，则咳喘逆。当先攻击冲气令止，乃治咳，咳止其喘自瘥。先治新病，病当在后。

此水气先得，而冲气后发之证。面目肢体俱肿，咽喉噎塞，胸胁满痛，有似留饮，而实挟冲气也。冲气宜温降，不宜攻下，下之亦未必去，故曰气系不去，其病不除。医乃不知而复吐之，胃气重伤，胃液因尽，故咽燥欲饮水，而小便不利，水谷不化，且聚水而成病也。是当养胃气以行水，不宜径①下其水，水虽下，终必复聚，故暂瘥而寻②复如前也。水聚于中，气冲于下，其水扬溢上及肺位，则咳且喘逆，是不可攻其水，当先止其冲气，冲气既止，然后水气可去，水去则咳与喘逆俱去矣。先治新病，病当在后者，谓先治其冲气，而后治其水气也。

【点评】阐释水气继发冲气误治及救误之理。

---

① 径：直接。
② 寻：随即。

风水，脉浮身重，汗出恶风者，防己黄芪汤主之，腹痛者加芍药。

此条义详《痉湿暍》篇。虽有风水、风湿之异，然而水与湿非二也。

防己黄芪汤方 见湿病

风水恶风，一身悉肿，脉浮不渴，续自汗出，无大热，越婢汤主之。

此与上条证候颇同，而治特异。麻黄之发阳气，十倍防己，乃反减黄芪之实表，增石膏之辛寒，何耶？脉浮不渴句，或作脉浮而渴，渴者热之内炽，汗为热逼，与表虚出汗不同，故得以石膏清热，麻黄散肿，而无事兼固其表也。

【点评】从用药上区别越婢汤证与防己黄芪汤证。"脉浮不渴句，或作脉浮而渴"，据证辨析，不死守原文。

越婢汤方

麻黄六两　石膏半斤　生姜三两　甘草二两　大枣十二枚

上五味，以水六升。先煮麻黄，去上沫，内诸药，煮取三升，分温三服。恶风加附子一枚，风水加术四两。

皮水为病，四肢肿，水气在皮肤中，四肢聂聂动者，防己茯苓汤主之。

皮中水气，浸淫四末，而壅遏卫气。气水相逐，则四肢聂聂动也。防己、茯苓善驱水气，桂枝得茯苓，则不发表而反行水，且合黄芪、甘草，助表中之气，以行防己、茯苓之力也。

防己茯苓汤方

防己　黄芪　桂枝各三两　茯苓六两　甘草二两

上五味，以水六升，煮取二升，分温三服。

里水，越婢加术汤主之，甘草麻黄汤亦主之。

里水，即前一身面目黄肿，脉沉，小便不利之证。越婢汤义见前，甘草、麻黄，亦内助土气，外行水气之法也。

【点评】联系前文，读出"里水"的具体含义。

越婢加术汤方 见上

甘草麻黄汤方

甘草二两　麻黄四两

上二味，以水五升，先煮麻黄，去上沫，内甘草，煮取三升，温服一升，重覆汗出，不汗再服，慎风寒。

水之为病，其脉沉小，属少阴。浮者为风，无水虚胀者为气。水发其汗即已。脉沉者，宜麻黄附子汤；浮者，宜杏子汤。

水气脉沉小者属少阴，言肾水也。脉浮者为风，即风水也。其无水而虚胀者，则为气病而非水病矣。气病不可发汗，水病发其汗则已。然而发汗之法，亦有不同，少阴则当温其经，风水即当通其肺。故曰脉沉者，宜麻黄附子汤；脉浮者，宜杏子汤。沉谓少阴，浮谓风也。

【点评】水病与气病当予区别，因前者宜汗，后者不可汗。

麻黄附子汤方

麻黄三两　甘草二两　附子一枚，炮

上三味，以水七升，先煮麻黄，去上沫，内诸药，煮取二升半，温服八合，日三服。

杏子汤 方缺，恐是麻黄杏仁甘草石膏汤

厥而皮水者，蒲灰散主之。

厥而皮水者，水邪外盛，隔其身中之阳，不行于四肢也。此厥之成于水者，去其水则厥自愈，不必以附子、桂枝之属，助其内伏之阳也。蒲灰散义见前。

【点评】点明此厥非四逆汤证之厥。

蒲灰散方 见消渴

问曰：黄汗之为病，身体肿，发热汗出而渴，状如风水，汗沾衣，色正黄，如蘗汁，脉自沉，何从得之？师曰：以汗出入水中浴，水从汗孔入得之，宜芪芍桂酒汤主之。

黄汗之病，与风水相似，但风水脉浮，而黄汗脉沉，风水恶风，而黄汗不恶风为异，其汗沾衣色正黄如蘗汁，则黄汗之所独也。风水为风气外合水气，黄汗为水气内遏热气，热被水遏，水与热得，交蒸互郁，汗液则黄。黄芪、桂枝、芍药，行阳益阴，得酒则气益和而行愈周，盖欲使营卫大行，而邪气毕达耳。云苦酒阻者，欲行而未得遽行，久积药力，乃自行耳，故曰服至六七日乃解。

按：前第二条云，小便通利，上焦有寒，其口多涎，此为黄汗。第四条云，身肿而冷，状如周痹。此云黄汗之病，身体肿，发热汗出而渴，后又云剧者不能食，身疼重，小便不利，何前后之不侔也，岂新久微甚之辨欤？夫病邪初受，其未郁为热者，则身冷，小便利，口多涎；其郁久而热甚者，则身热而渴，小便不利，亦自然之道也。

【点评】联系前涉黄汗条文对照讨论，可谓善鉴别者也。

芪芍桂酒汤方

黄芪五两　芍药　桂枝各三两

上三味，以苦酒一升，水七升相合，煮取三升，温服一升，当心烦，服至六七日乃解。若心烦不止者，以苦酒阻故也。

黄汗之病，两胫自冷。假令发热，此属历节。食已汗出，又身尝暮①盗汗出者，此营②气也。若汗出已反发热者，久久其身必甲错。

---

① 暮：《古今医统正脉全书·金匮玉函要略方论》其后有"卧"字。
② 营：《新编金匮方论》作"劳"。

发热不止者，必生恶疮。若身重，汗出已辄轻者，久久必身瞤，瞤即胸中痛。又从腰以上汗出，下无汗，腰髋弛痛，如有物在皮中状，剧者不能食，身疼重，烦躁，小便不利，此为黄汗，桂枝加黄芪汤主之。

两胫自冷者，阳被郁而不下通也。黄汗本发热，此云假令发热，便为历节者，谓胫热，非谓身热也。盖历节黄汗，病形相似，而历节一身尽热，黄汗则身热而胫冷也。食已汗出，又身尝暮卧盗汗出者，营中之热，因气之动而外浮，或乘阳之间而潜出也。然黄汗、郁证也，汗出则有外达之机，若汗出已反发热者，是热与汗俱出于外，久而肌肤甲错，或生恶疮，所谓自内之外而盛于外也。若汗出已身重辄轻者，是湿与汗俱出也，然湿虽出而阳亦伤，久必身瞤而胸中痛。若从腰以上汗出，下无汗者，是阳上通而不下通也，故腰髋弛痛，如有物在皮中状。其病之剧而未经得汗者，则窒于胸中而不能食，壅于肉理而身体重；郁于心而烦躁；闭于下而小便不通利也。此其进退微甚之机，不同如此，而要皆水气伤心之所致，故曰此为黄汗。桂枝、黄芪，亦行阳散邪之法，而尤赖饮热稀粥取汗，以发交郁之邪也。

【点评】前条述黄汗与风水之不同，本条又论黄汗与历节之区别，可见尤氏甚重病证之鉴别，这是医家临证的关键环节之一。

桂枝加黄芪汤方

桂枝　芍药　甘草　黄芪各二两　生姜三两　大枣十二枚

上六味，以水八升，煮取三升，温服一升，须臾，啜热稀粥一升余，以助药力，温覆取微汗，若不汗，更服。

师曰：寸口脉迟而涩，迟则为寒，涩为血不足。趺阳脉微而迟，微则为气，迟则为寒。寒气不足[①]，即手足逆冷；手足逆冷，则营卫

---

① 寒气不足：阴寒内盛而气血不足。

不利；营卫不利，则腹满胁鸣①相逐；气转膀胱，营卫俱劳。阳气不通即身冷；阴气不通即骨疼。阳前通则恶寒；阴前通则痹不仁。阴阳相得，其气乃行，大气一转，其气乃散。实则失气，虚则遗溺，名曰气分。

微则为气者，为气不足也。寒气不足，该寸口、趺阳为言，寒而气血复不足也。寒气不足，则手足无气而逆冷，荣卫无源而不利，由是脏腑之中，真气不充，而客寒独胜，则腹满胁鸣相逐。气转膀胱，即后所谓失气、遗溺之端也。荣卫俱劳者，荣卫俱乏竭也。阳气温于表，故不通则身冷；阴气营于里，故不通即骨疼。不通者，虚极而不能行，与有余而壅者不同。阳前通则恶寒，阴前通则痹不仁者，阳先行而阴不与俱行，则阴失阳而恶寒，阴先行而阳不与俱行，则阳独滞而痹不仁也。盖阴与阳常相须也，不可失，失则气机不续而邪乃着，不失则上下交通而邪不容。故曰阴阳相得，其气乃行，大气一转，其气乃散。失气、遗溺，皆相失之征。曰气分者，谓寒气乘阳之虚，而病于气也。

【点评】将"阳前通则恶寒，阴前通则痹不仁"解释为"阳先行而阴不与俱行，则阴失阳而恶寒，阴先行而阳不与俱行，则阳独滞而痹不仁也"，颇有牵强之感。"前通"当作不通解。

气分，心下坚大如盘，边如旋盘，桂甘姜枣麻辛附子汤②主之。

气分即寒气乘阳之虚，而结于气者，心下坚大如盘，边如旋盘，其势亦已甚矣。然不直攻其气，而以辛甘温药，行阳以化气，视后人之袭用枳、朴、香、砂者，工拙悬殊矣。云当汗出如虫行皮中者，盖欲使既结之阳，复行周身而愈也。

---

① 胁鸣：《金匮要略直解》《金匮要略方论本义》《医宗金鉴·订正仲景全书金匮要略注》均作"肠鸣"。

② 桂甘姜枣麻辛附子汤：《古今医统正脉全书·金匮玉函要略方论》作"桂枝去芍药加麻辛附子汤"。

【点评】治疗阳虚而寒结于气之"气分","不直攻其气"而"以辛甘温药，行阳以化气"，点出仲景的高妙之处。

桂甘姜枣麻辛附子汤方

桂枝　生姜各三两　细辛二两　甘草　麻黄各二两　附子一枚，炮　大枣十二枚

上七味，以水七升，先煮麻黄，去上沫，内诸药，煮取二升，分温三服，当汗出如虫行皮中即愈。

心下坚大如盘，边如旋盘，水饮所作，枳术汤主之。

证与上同，曰水饮所作者，所以别于气分也。气无形，以辛甘散之；水有形，以苦泄之也。

【点评】无形气分，以辛甘散之；有形水饮，以苦泄之，可以举一反三也。

枳术汤方

枳实七枚　白术二两

上二味，以水五升，煮取三升，分温三服，腹中软，即当散也。

附方

外台防己黄芪汤　治风水脉浮为在表，其人或头汗出，表无他病，病者但下重，从腰以上为和，腰以下当肿及阴难以屈伸。方见风湿

卷 下

黄疸病脉证并治第十五

寸口脉浮而缓，浮则为风，缓则为痹。痹非中风，四肢苦烦①，脾色必黄，瘀热以行。

脉浮为风，脉缓为湿，云为痹者，风与湿合而痹也。然非风痹疼痛之谓，故又曰痹非中风。所以然者，风得湿而变热，湿应脾而内行，是以四肢不疼而苦烦，脾脏瘀热而色黄。脾者四运之轴也，脾以其所瘀之热，转输流布，而肢体面目尽黄矣，故曰瘀热以行。

【点评】从脾与湿相应、为四运之轴来解释"瘀热以行"，故而肢体面目尽黄。

跌阳脉紧而数，数则为热，热则消谷，紧则为寒，食即为满。尺脉浮为伤肾，跌阳脉紧为伤脾。风寒相搏，食谷即眩，谷气不消，胃中苦浊②，浊气下流，小便不通，阴被其寒③，热流膀胱，身体尽黄，名曰谷疸。

跌阳脉数为热者，其热在胃，故消谷；脉紧为寒者，其寒在脾，故满。满者必生湿，胃热而脾湿，亦黄病之原也。尺脉浮为伤肾者，风伤肾也；跌阳脉紧为伤脾者，寒伤脾也。肾得风而生热，脾得寒而

---

① 苦烦：重滞不舒。

② 浊：湿热。

③ 阴被其寒：太阴脾受困于寒湿。

生湿，又黄病之原也。湿热相合，其气必归脾胃，脾胃者，仓廪之官也，谷入而助其热则眩，谷不消而气以瘀，则胃中苦浊。浊气当出下窍，若小便通，则浊随溺去，今不通，则浊虽下流而不外出，于是阴受其湿，阳受其热，转相流被而身体尽黄矣。曰谷疸者，病虽始于风寒，而实成于谷气耳。

【点评】释"黄病之原"紧扣湿热与脾胃。

额上黑，微汗出，手足中热，薄暮即发，膀胱急，小便自利，名曰女劳疸。腹如水状，不治。

肾劳而热，黑色上出，犹脾病而黄外见也。额于部为庭，《灵枢》云：庭者，颜也。又云：肾病者，颧与颜黑。微汗出者，肾热上行，而气通于心也。手足心热，薄暮即发者，病在里在阴也。膀胱急者，肾热所逼也。小便自利，病不在腑也。此得之房劳过度，热从肾出，故名曰女劳疸。若腹如水状，则不特阴伤，阳亦伤矣，故曰不治。

【点评】联系《内经》以解"额上黑"的机制，亦善读经典者也。

心中懊憹而热，不能食，时欲吐，名曰酒疸。

懊憹，郁闷不宁之意。热内蓄则不能食，热上冲则时欲吐，酒气熏心而味归脾胃也，此得之饮酒过多所致，故名酒疸。

【点评】酒疸也与脾胃相关。

阳明病，脉迟，食难用饱，饱则发烦头眩，小便必难，此欲作谷疸。虽下之腹满如故，所以然者，脉迟故也。

脉迟胃弱，则谷化不速，谷化不速，则谷气郁而生热，而非胃有实热，故虽下之而腹满不去。伤寒里实，脉迟者尚未可攻，况非里实者耶。

【点评】强调脉迟非里实者忌攻。

夫病酒黄疸，必小便不利，其候心中热，足下热，是其证也。酒黄疸者，或无热，清静了了①，腹满欲吐，鼻燥。其脉浮者先吐之；沉弦者先下之。酒疸心中热，欲吐者，吐之愈。

酒之湿热，积于中而不下出，则为酒疸。积于中则心中热，注于下则足下热也。酒黄疸者，心中必热，或亦有不热，静言了了者，则其热不聚于心中，而或从下积为腹满，或从上冲为欲吐鼻燥也。腹满者可下之；欲吐者可因其势而越之；既腹满且欲吐，则可下亦可吐。然必审其脉浮者，则邪近上，宜先吐；脉沉弦者，则邪近下，宜先下也。

【点评】酒疸之湿热因其所影响的不同部位而出现不同的症状，临证当审其脉症，予以相应的治法。

酒疸下之，久久为黑疸，目青面黑，心中如啖蒜状，大便正黑，皮肤爪之不仁，其脉浮弱，虽黑微黄，故知之。

酒疸虽有可下之例，然必审其腹满脉沉弦者而后下之。不然，湿热乘虚陷入血中，则变为黑疸。目青面黑，皮肤不仁，皆血变而瘀之征也。然虽曰黑疸，而其原则仍是酒家，故心中热气熏灼，如啖蒜状，一如懊恼之无奈也。且其脉当浮弱，其色虽黑当微黄，必不如女劳疸之色纯黑而脉必沉也。

【点评】提出酒疸误下而致的黑疸当与女劳疸额上黑鉴别。

师曰：病黄疸，发热烦渴，胸满口燥者，以病发时火劫其汗，两热所得。然黄家所得，从湿得之。一身尽发热而黄，肚热，热在里，

———

① 清静了了：《脉经》作"靖言了"，《新编金匮方论》作"靖言了了"，意为神安而语言不乱。

当下之。

烦、满、燥、渴，病发于热，而复以火劫之，以热遇热，相得不解，则发黄疸。然非内兼湿邪，则热与热相攻，而反相散矣，何疸病之有哉？故曰黄家所得，从湿得之，明其病之不独因于热也。而治此病者，必先审其在表在里，而施或汗或下之法，若一身尽热而腹热尤甚，则其热为在里，里不可从表散，故曰当下。

【点评】指出"以热遇热"不致成疸，其热必内兼湿邪方可发黄。

脉沉，渴欲饮水，小便不利者，皆发黄。腹满，舌①痿黄，躁②不得睡，属黄家。

脉沉者，热难外泄，小便不利者，热不下出，而渴饮之水，与热相得，适足以蒸郁成黄而已。脾之脉，连舌本，散舌下，腹满舌痿，脾不行矣。脾不行者有湿，躁不得睡者有热，热湿相搏，则黄疸之候也。

【点评】"舌痿黄"之解不清。《医宗金鉴》认为，"舌痿黄"之"舌"当为"身"，从临床看，于理为通。

黄疸之病，当以十八日为期，治之十日以上瘥，反剧为难治。

土无定位，寄王于四季之末各十八日。黄者土气也，内伤于脾，故即以土旺之数，为黄病之期。盖谓十八日脾气至而虚者当复，即实者亦当通也。治之十日以上瘥者，邪浅而正胜之则易治。否则邪反胜正而增剧，所谓病胜脏者也，故难治。

疸而渴者，其疸难治；疸而不渴者，其疸可治。发于阴部，其人必呕；阳部，其人振寒而发热也。

---

① 舌：《古今医统正脉全书·金匮玉函要略方论》作"身"。
② 躁：《仲景全书·金匮要略方论》作"燥"。

疸而渴，则热方炽而湿且日增，故难治；不渴，则热已减而湿亦自消，故可治。阴部者，里之脏腑，关于气，故呕；阳部者，表之躯壳，属于形，故振寒而发热，此阴阳、内外、浅深、微甚之辨也。

【点评】以上两条点出难治、易治之理。

谷疸之病，寒热不食，食即头眩，心胸不安，久久发黄为谷疸，茵陈蒿汤主之。

谷疸为阳明湿热瘀郁之证。阳明既郁，营卫之源，壅而不利，则作寒热；健运之机，窒而不用，则为不食。食入则适以助湿热而增逆满，为头眩心胸不安而已。茵陈、栀子、大黄，苦寒通泄，使湿热从小便出也。

【点评】尤氏认为谷疸是阳明湿热瘀郁之证。"瘀郁"再次强调了前述"瘀热以行"之病机，并将通利小便视为重要治法，茵陈蒿汤可使湿热从小便出。

茵陈蒿汤方

茵陈蒿六两　栀子十四枚　大黄二两

上三味，以水一斗，先煮茵陈，减六升，内二味，煮取三升，去滓，分温三服，小便当利，尿如皂角汁状，色正赤，一宿腹减，黄从小便去也。

黄家日晡所发热而反恶寒，此为女劳得之。膀胱急，少腹满，身尽黄，额上黑，足下热，因作黑疸。其腹胀如水状，大便必黑，时溏，此女劳之病，非水病也。腹满者难治，硝石矾石散主之。

黄家日晡所本当发热，乃不发热而反恶寒者，此为女劳肾热所致，与酒疸、谷疸不同。酒疸、谷疸热在胃，女劳疸热在肾，胃浅而肾深，热深则外反恶寒也。膀胱急，额上黑，足下热，大便黑，皆肾热之征。虽少腹满胀，有如水状，而实为肾热而气内蓄，非脾湿而水不行也。惟是证兼腹满，则阳气并伤，而其治为难耳。硝石咸寒除热，矾石除痼热在骨髓，骨与肾合，用以清肾热也。大麦粥和服，恐伤胃也。

【点评】指出女劳疸的病机是"肾热"，"非脾湿而水不行"，与酒疸、谷疸不同。

硝石矾石散方

硝石_{熬黄}　矾石_{烧，等分}

上二味为散，大麦粥汁和服方寸匕，日三服。病随大小便去，小便正黄，大便正黑，是其候也。

酒疸心中懊憹，或热痛，栀子大黄汤主之。

酒家热积而成实，为心中懊憹或心中热痛。栀子、淡豉彻热于上；枳实、大黄除实于中，亦上下分消之法也。

【点评】以"上下分消"释栀子大黄汤的特点，言简意赅。

栀子大黄汤方

栀子_{十四枚}　大黄_{二两}　枳实_{五枚}　豉_{一升}

上四味，以水六升，煮取二升，分温三服。

诸病黄家，但利其小便。假令脉浮，当以汗解之，宜桂枝加黄芪汤主之。

小便利，则湿热除而黄自已，故利小便为黄家通法。然脉浮则邪近在表，宜从汗解，亦脉浮者先吐之之意。但本无外风而欲出汗，则桂枝发散之中，必兼黄芪固卫，斯病去而表不伤，抑亦助正气以逐邪气也。

桂枝加黄芪汤方_{见水气}

诸黄，猪膏发煎主之。

此治黄疸不湿而燥者之法。按《伤寒类要》云：男子女人黄疸，饮食不消，胃胀，热生黄衣，在胃中有燥屎使然，猪膏煎服则愈。盖湿热经久，变为坚燥，譬如罨①曲，热久则湿去而干也。《本草》猪脂利血脉，解风热；乱发消瘀，开关格，利水道，故曰病从小便出。

猪膏发煎方

猪膏半斤　　乱发如鸡子大三枚

上二味，和膏中煎之，发消药成，分再服，病从小便出。《千金》云：太医校尉史脱家婢黄病，服此胃中燥粪下便瘥，神验②。

黄疸病，茵陈五苓散主之。

此正治湿热成疸者之法。茵陈散结热，五苓利水去湿也。

茵陈五苓散方

茵陈十分，末　　五苓散五分

上二味和，先食饮服方寸匕，日三服。

黄疸腹满，小便不利而赤，自汗出，此为表和里实，当下之，宜大黄硝石汤。

腹满小便不利而赤为里实，自汗出为表和。大黄硝石，亦下热去实之法，视栀子大黄及茵陈蒿汤较猛也。

【点评】注意同类方之比较。

大黄硝石汤方

大黄　黄柏　硝石各四两　　栀子十五枚

上四味，以水六升，煮取二升，去滓，内硝更煮，取一升，顿服。

黄疸病小便色不变，欲自利，腹满而喘，不可除热，热除必哕。哕者，小半夏汤主之。

---

① 罨(yǎn 演)：覆盖。
② 《千金》云……神验：疑为尤怡所加。

便清自利，内无热征，则腹满非里实，喘非气盛矣。虽有疸热，亦不可以寒药攻之。热气虽除，阳气则伤，必发为哕。哕，呃逆也。魏氏谓胃阳为寒药所坠，欲升而不能者是也。小半夏温胃止哕，哕止然后温理中脏，使气盛而行健，则喘满除，黄病去，非小半夏能治疸也。

【点评】指出此处小半夏汤是针对误下所致的呃逆，非治疸之方。

小半夏汤方 见痰饮

诸黄，腹痛而呕者，宜柴胡汤。

腹痛而呕，病在少阳，脾胃病者，木邪易张也。故以小柴胡散邪气，止痛呕，亦非小柴胡能治诸黄也。

【点评】说明此处小柴胡汤是治黄疸之兼症"腹痛而呕"，亦非治诸黄之方。

柴胡汤方 即小柴胡汤，见呕吐

男子黄，小便自利，当与虚劳小建中汤。

小便利者，不能发黄，以热从小便去也。今小便利而黄不去，知非热病，乃土虚而色外见，宜补中而不可除热者也。夫黄疸之病，湿热所郁也，故在表者汗而发之，在里者攻而去之，此大法也。乃亦有不湿而燥者，则变清利为润导，如猪膏发煎之治也；不热而寒，不实而虚者，则变攻为补，变寒为温，如小建中之法也；其有兼证错出者，则先治兼证而后治本证，如小半夏及小柴胡之治也。仲景论黄疸一证，而于正变虚实之法，详尽如此，其心可谓尽矣。

【点评】将前述黄疸证治作简要归纳，一目了然。

附方

瓜蒂散 治诸黄。_{方见暍}

按《删繁方》云：服讫，吐出黄汁，亦治脉浮欲吐者之法也。

千金麻黄醇酒汤 治黄疸。

麻黄_{三两}

上一味，以美酒五升，煮取二升半，顿服尽。冬月用酒，春月用水煮之。

惊悸吐衄下血胸满瘀血病脉证治第十六

寸口脉动而弱，动即为惊，弱则为悸。

惊则气乱，故脉动；悸属里虚，故脉弱。动即为惊者，因惊而脉动，病从外得；弱则为悸者，因弱而为悸，病自内生。其动而且弱者，则内已虚，而外复干之也。

【点评】不仅说明惊与悸有"外得"与"内生"之别，而且指出惊之"外得"亦与内虚相关。

师曰：尺脉浮，目睛晕黄①，衄未止。晕黄去，目睛慧了②，知衄今止。

尺脉浮，知肾有游火，目睛晕黄，知肝有蓄热，衄病得此，则未欲止。盖血为阴类，为肾肝之火热所逼而不守也。若晕黄去，目睛且慧了，知不独肝热除，肾热亦除矣，故其衄今当止。

---

① 目睛晕黄：指视物昏黄不清；或指患者黑眼珠周边有黄晕。
② 目睛慧了：眼睛清明。

【点评】从"尺脉浮，目睛晕黄"推知"肾有游火""肝有蓄热"，直指病机。

又曰：从春至夏衄者太阳；从秋至冬衄者阳明。

血从阴经并冲、任而出者则为吐，从阳经并督脉而出者则为衄。故衄病皆在阳经。但春夏阳气浮，则属太阳；秋冬阳气伏，则属阳明为异耳。所以然者，就阴阳言，则阳主外，阴主内；就三阳言，则太阳为开，阳明为阖，少阳之脉不入鼻额，故不主衄也。

或问衄皆在阳是已，然所谓尺脉浮，目睛晕黄者，非阴中事乎？曰：前所谓尺脉浮，目睛晕黄者，言火自阴中出，非言衄自阴中来也。此所谓太阳、阳明者，言衄所从出之路也，谁谓病之在阳者，不即为阴之所迫而然耶。

【点评】力图从阴阳、经脉的角度说明衄血之病理。

衄家不可汗，汗出必额上陷，脉紧急，直视不能眴①，不得眠。

血与汗皆阴也，衄家复汗，则阴重伤矣。脉者血之府，额上陷者，额上两旁之动脉，因血脱于上而陷下不起也。脉紧急者，寸口之脉，血不荣而失其柔，如木无液而枝乃劲也。直视不眴不眠者，阴气亡则阳独胜也。《经》云：夺血者无汗，此之谓夫。

【点评】阐释衄家误汗诸症之机制。

病人面无色②，无寒热。脉沉弦者，衄；脉浮弱，手按之绝者，下血；烦咳者，必吐血。

面无色，血脱者色白不泽也，无寒热，病非外感也。衄因外感者，其脉必浮大，阳气重也。衄因内伤者，其脉当沉弦，阴气厉也。

---

① 眴(shùn 顺)：目动。
② 病人面无色：《脉经》《诸病源候论》作"病人面无血色"。

虽与前尺脉浮不同，其为阴之不靖则一也。若脉浮弱，按之绝者，血下过多，而阴脉不充也。烦咳者，血从上溢，而心肺焦燥也。此皆病成而后见之诊也。

夫吐血，咳逆上气，其脉数而有热，不得卧者死。

脉数身热，阳独胜也，吐血咳逆上气不得卧，阴之烁也。以既烁之阴，而从独胜之阳，有不尽不已之势，故死。

夫酒客咳者，必致吐血，此因极饮过度所致也。

酒之热毒，积于胃而熏于肺则咳，久之，肺络热伤，其血必随咳而吐出。云此因极饮过度所致者，言当治其酒热，不当治其血也。

【点评】"治其酒热"为治本之举，然吐血之时仍当以止血为先。

寸口脉弦而大，弦则为减，大则为芤，减则为寒，芤则为虚，虚寒相搏①，此名为革，妇人则半产漏下，男子则亡血②。

此条已见虚劳病中，仲景复举之者，盖谓亡血之证，有从虚寒得之者耳。

亡血不可发其表，汗出即寒栗而振。

亡血者亡其阴也，更发其表，则阳亦伤矣。阳伤者外不固，故寒栗；阴亡者内不守，故振振动摇。前衄血复汗，为竭其阴，此则并亡其阳，皆所谓粗工嘻嘻者也。

【点评】述亡血不可发表之理。

病人胸满唇痿，舌青口燥③，但欲漱水不欲咽，无寒热，脉微大来迟，腹不满，其人言我满，为有瘀血。病者如有热状，烦满，口干

---

① 虚寒相搏：《金匮玉函经二注》作"寒虚相击"。

② 亡血：《虚劳病》篇也有此条，其后有"失精"二字。

③ 病人胸满唇痿，舌青口燥：《新编金匮方论》作"病人胸满，唇痿舌青，口燥"。

燥而渴，其脉反无热，此为阴伏，是瘀血也，当下之。

此二条，辨瘀血之见证。胸满者，血瘀而气为之不利也；唇痿舌青，血不荣也；口燥欲漱水者，血结则气燥也；无寒热，病不由表也，脉微大来迟，血积经隧，则脉涩不利也，腹不满，其人言我满，外无形而内实有滞，知其血积在阴，而非气壅在阳也。故曰为有瘀血。

如有热状，即下所谓烦满口干燥而渴也，脉无热，不数大也。有热证而无热脉，知为血瘀不流，不能充泽所致，故曰此为阴伏。阴伏者，阴邪结而伏于内也，故曰当下。

【点评】述瘀血诸症之机制。

火邪者，桂枝去芍药加蜀漆牡蛎龙骨救逆汤主之。

此但举火邪二字，而不详其证。

按：《伤寒论》云：伤寒脉浮，医以火迫劫之，亡阳，必惊狂，起卧不安。又曰：太阳病，以火熏之，不得汗，其人必躁，到经不解，必圊血，名为火邪。仲景此条，殆为惊悸下血备其证欤。桂枝汤去芍药之酸，加蜀漆之辛，盖欲使火气与风邪一时并散，而无少有留滞，所谓从外来者，驱而出之于外也。龙骨、牡蛎，则收敛其浮越之神与气尔。

【点评】引《伤寒论》条文以备述此条省略之症，可谓善学经典也。

桂枝去芍药加蜀漆牡蛎龙骨救逆汤方

桂枝三两，去皮　甘草二两，炙　龙骨四两　牡蛎五两，熬　生姜三两　大枣十二枚　蜀漆三两，洗去腥

上为末，以水一斗二升，先煮蜀漆，减二升，内诸药，煮取三升，去滓，温服一升。

心下悸者，半夏麻黄丸主之。

此治饮气抑其阳气者之法。半夏蠲饮气，麻黄发阳气，妙在作丸与服，缓以图之，则麻黄之辛甘，不能发越津气，而但升引阳气。即半夏之苦辛，亦不特蠲除饮气，而并和养中气。非仲景神明善变者，其孰能与于此哉。

【点评】结合剂型以阐发本方功用之妙。

半夏麻黄丸方

半夏　麻黄各等分

上二味末之，炼蜜和丸小豆大，饮服三丸，日三服。

吐血不止者，柏叶汤主之。

按：《仁斋直指》云：血遇热则宣行，故止血多用凉药。然亦有气虚挟寒，阴阳不相为守，营气虚散，血亦错行者，此干姜、艾叶之所以用也。而血既上溢，其浮盛之势，又非温药所能御者，故以柏叶抑之使降，马通引之使下，则妄行之血顺而能下，下而能守矣。

【点评】指出本方温药、寒药并用，各司其职，不同于一般凉药止血的套路。

柏叶汤方

柏叶　干姜各三两　艾三把

上三味，以水五升，取马通汁一升，合煮取一升，分温再服，《千金》加阿胶三两，亦佳①。

下血、先便后血，此远血也，黄土汤主之。

下血先便后血者，由脾虚气寒，失其统御之权，而血为之不守也。脾去肛门远，故曰远血。黄土温燥入脾，合白术、附子，以复健

————————

① 《千金》加阿胶三两，亦佳：疑似尤怡所加。

行之气；阿胶、生地黄、甘草，以益脱竭之血。而又虑辛温之品，转为血病之厉，故又以黄芩之苦寒，防其太过，所谓有制之师也。

黄土汤方

甘草　干地黄　白术　附子①　阿胶　黄芩各三两　灶中黄土半斤

上七味，以水八升，煮取三升，分温二服。

下血，先血后便，此近血也，赤豆当归散②主之。方见狐惑

下血，先血后便者，由大肠伤于湿热，而血渗于下也。大肠与肛门近，故曰近血。赤小豆能行水湿，解热毒，当归引血归经，且举血中陷下之气也。

【点评】解说"远血"与"近血"命名之由；两方方义阐释亦精当。

心气不足③，吐血衄血，泻心汤主之。

心气不足者，心中之阴气不足也，阴不足则阳独盛，血为热迫，而妄行不止矣。大黄、黄连、黄芩，泻其心之热而血自宁。寇氏云：若心气独不足，则当不吐衄也，此乃邪热因不足而客之，故令吐衄。以苦泄其热，以苦补其心，盖一举而两得之。此说亦通。《济众方》用大黄、生地汁治衄血，其下热凉血，亦泻心汤类耳。

【点评】泻心汤总以泻火为主，尤氏以《济众方》用大黄、生地汁治衄血为引申例，也是此意。

泻心汤方

大黄二两　黄连　黄芩各一两

上三味，以水三升，煮取一升，顿服之。

---

① 附子：《金匮要略浅注》其下有"炮"字。
② 赤豆当归散：《张氏医通》《金匮玉函二注》作"赤小豆当归散"。
③ 心气不足：《备急千金要方》《外台秘要》作"心气不定"，即心烦不安之意。

呕吐哕下利病脉证治第十七

夫呕家有痈脓，不可治呕，脓尽自愈。

痈脓，胃中有痈，脓从呕出也。是因痈脓而呕，脓尽痈已则呕自愈，不可概以止吐之药治之也。

先呕却渴者，此为欲解；先渴却呕者，为水停心下，此属饮家。呕家本渴，今反不渴者，心下有支饮故也，此属支饮。

呕家必有停痰宿水。先呕却渴者，痰水已去，而胃阳将复也，故曰此为欲解。先渴却呕者，因热饮水过多，热虽解而饮旋积也，此呕因积饮所致，故曰此属饮家。呕家本渴，水从呕去故也；今反不渴者，以宿有支饮在心下，愈动而愈出也，故曰此属支饮。

问曰：病人脉数，数为热，当消谷引饮①，而反吐者，何也？师曰：以发其汗，令阳微膈气②虚，脉乃数，数为客热，不能消谷，胃中虚冷故也。脉弦者虚也，胃气无余，朝食暮吐，变为胃反。寒在于上，医反下之，令③脉反弦，故名曰虚。

脉数为热，乃不能消谷引饮而反吐者，以发汗过多，阳微膈虚所致，则其数为客热上浮之数，而非胃实气热之数矣。客热如客之寄，不久即散，故不能消谷也。脉弦为寒，乃不曰寒而曰虚者，以寒在于上，而医反下之所致，故其弦非阴寒外加之弦，而为胃虚生寒之弦矣。胃虚且寒，阳气无余，则朝食暮吐而变为胃反也。读此知数脉、弦脉，均有虚候，曰热、曰寒，盖浅之乎言脉者耳。

【点评】紧扣虚且寒，着重阐述脉弦之病机。

---

① 饮：《新编金匮方论》作"食"。
② 膈气：指胸中宗气。
③ 令：《新编金匮方论》作"今"。

寸口脉微而数，微则无气，无气则荣虚，荣虚则血不足，血不足则胸中冷。

此因数为客热，而推言脉微而数者，为无气而非有热也。气者荣之主，故无气则荣虚；荣者血之源，故荣虚则血不足，荣卫俱虚，则胸中之积而为宗气者少矣，故胸中冷。

合上二条言之，客热固非真热，不可以寒治之；胸中冷亦非真冷，不可以热治之，是皆当以温养真气为主。真气，冲和纯粹之气。此气浮则生热，沉则生冷；温之则浮焰自收，养之则虚冷自化。若热以寒治，寒以热治，则真气愈虚，寒热内贼，而其病益甚矣。

【点评】提醒须注意寒热真假，避免误治，此病总"以温养真气为主"。

跌阳脉浮而涩，浮则为虚，涩则伤脾；脾伤则不磨，朝食暮吐，暮食朝吐，宿谷不化，名曰胃反。脉紧①而涩，其病难治。

此因胃气无余，变为胃反，而推言其病之并在于脾也，夫胃为阳，脾为阴，浮则为虚者，胃之阳虚也；涩则伤脾者，脾之阴伤也。谷入于胃而运于脾，脾伤则不能磨，脾不磨则谷不化，而朝食者暮当下，暮食者朝当下；若谷不化，则不得下，不得下必反而上出也。夫脾胃，土也，土德本缓，而脉反紧，则肝有余；土气本和，而脉反涩，则血不足，脏真不足，而贼邪有余，故曰难治。

【点评】明确指出胃反的病机是胃阳虚，脾阴伤。

病人欲吐者，不可下之。

病人欲吐者，邪在上而气方逆，若遽下之，病气必与药气相争，而正乃蒙其祸矣。否则，里虚邪入，病气转深，或痞或利，未可知也，故曰不可下之。

---

① 脉紧：《备急千金要方》其前有"跌阳"二字。

【点评】欲吐者不可妄下，否则，不仅病气与药气相争，而且正虚邪入，致痞或痢。

哕而腹满，视其前后，知何部不利，利之愈。

哕而腹满者，病在下而气溢于上也，与病患欲吐者不同，故当视其前后二阴，知何部不利而利之，则病从下出，而气不上逆，腹满与哕俱去矣。

【点评】强调哕主要因于气逆。

呕而胸满者，吴茱萸汤主之。

胸中，阳也。呕而胸满，阳不治而阴乘之也，故以吴茱萸散阴降逆，人参、姜、枣补中益阳气。

吴茱萸汤方

吴茱萸一升　人参三两　生姜六两　大枣十二枚

上四味，以水五升，煮取三升，温服七合，日三服。

干呕吐涎沫，头痛者，吴茱萸汤主之。

干呕、吐涎沫，上焦有寒也。头者诸阳之会，为阴寒之邪上逆而痛，故亦宜茱萸汤，以散阴气而益阳气。

【点评】上二条皆为阴寒上逆之证，吴茱萸汤并可主之。

呕而肠鸣，心下痞者，半夏泻心汤主之。

邪气乘虚，陷入心下，中气则痞。中气既痞，升降失常，于是阳独上逆而呕，阴独下走而肠鸣。是虽三焦俱病，而中气为上下之枢，故不必治其上下，而但治其中。黄连、黄芩苦以降阳；半夏、干姜辛以升阴，阴升阳降，痞将自解；人参、甘草则补养中气，以为交阴阳通上下之用也。

【点评】邪陷心下成痞与中气不足相关，故以芩、连、夏、姜辛开苦降的同时，还须用参、草补养中气，"以为交阴阳通上下之用"，确是高见。

半夏泻心汤方

半夏_{半斤，洗} 黄芩 干姜 人参_{各三两} 甘草_{三两，炙} 黄连_{一两} 大枣_{十二枚}

上七味，以水一斗，煮取六升，去滓，再煮取三升，温服一升，日三服。

干呕而利者，黄芩加半夏生姜汤主之。

此伤寒热邪入里作利，而复上行为呕者之法，而杂病肝胃之火，上冲下注者，亦复有之。半夏、生姜，散逆于上，黄芩、芍药，除热于里。上下俱病，中气必困，甘草、大枣合芍药、生姜，以安中而正气也。

【点评】干呕而利者，上下俱病，治疗亦必顾中气。

黄芩加半夏生姜汤方

黄芩 生姜_{各三两} 甘草_{二两} 芍药_{一两} 半夏_{半升} 大枣_{十二枚}

上六味，以水一斗，煮取三升，去滓，温服一升，日再夜一服。

诸呕吐，谷不得下者，小半夏汤主之。

呕吐谷不得下者，胃中有饮，随气上逆，而阻其谷入之路也。故以半夏消饮，生姜降逆，逆止饮消，谷斯下矣。

小半夏汤方_{见痰饮}

呕吐而病在膈上，后思水者，解，急与之。思水者，猪苓散主之。

病在膈上，病膈间有痰饮也；后思水者，知饮已去，故曰欲解，即"先呕却渴者，此为欲解"之义。夫饮邪已去，津液暴竭而思得水；设不得，则津亡而气亦耗，故当急与。而呕吐之余，中气未复，不能胜水，设过与之，则旧饮方去，新饮复生，故宜猪苓散以崇土而逐水也。

猪苓散方

猪苓　茯苓　白术_{各等分}

上三味，杵为散。饮服方寸匕，日三服。

呕而脉弱，小便复利，身有微热，见厥者难治，四逆汤主之。

脉弱、便利而厥，为内虚且寒之候，则呕非火邪，而是阴气之上逆；热非实邪，而是阳气之外越矣，故以四逆汤救阳驱阴为主。然阴方上冲，而阳且外走，其离决之势，有未可即为顺接者，故曰难治。或云：呕与身热为邪实，厥、利、脉弱为正虚；虚实互见，故曰难治，四逆汤舍其标而治其本也，亦通。

【点评】解"难治"不拘执一说。

四逆汤方

附子_{一枚，生用}　干姜_{一两半}　甘草_{二两，炙}

上二味，以水三升，煮取一升二合，去滓，分温再服。强人可大附子一枚、干姜三两。

呕而发热者，小柴胡汤主之。

呕而发热，邪在少阳之经，欲止其呕，必解其邪，小柴胡则和解少阳之正法也。

小柴胡汤方

柴胡_{半斤}　半夏_{一升①}　黄芩　人参　甘草　生姜_{各三两}　大枣_{十二枚}

上七味，以水一斗，煮取六升，去滓，再煎取三升，温服一升，日三服。

胃反，呕吐者，大半夏汤主之。

---

① 一升：《伤寒论》《古今医统正脉全书·金匮玉函要略方论》均作"半升"。

胃反，呕吐者，胃虚不能消谷，朝食而暮吐也。又胃脉本下行，虚则反逆也，故以半夏降逆，人参、白蜜益虚安中。东垣云：辛药生姜之类治呕吐，但治上焦气壅表实之病。若胃虚谷气不行，胸中闭塞而呕者，惟宜益胃推扬谷气而已，此大半夏汤之旨也。

【点评】"惟宜益胃推扬谷气"，明示虚乃胃反之主要病机。

大半夏汤方

半夏二升　人参三两　白蜜一升

上三味，以水①一斗二升，和蜜扬之二百四十遍，煮药取二升半，温服一升，余分再服。

食已即吐者，大黄甘草汤主之。

《经》云：清阳出上窍，浊阴出下窍。本乎天者亲上，本乎地者亲下也。若下既不通，必反上逆，所谓阴阳反作，气逆不从，食虽入胃，而气反出之矣，故以大黄通其大便，使浊气下行浊道，而呕吐自止，不然，止之、降之无益也。东垣通幽汤治幽门不通，上冲吸门者，亦是此意，但有缓急之分耳。

再按：《经》云：阳气者闭塞，地气者冒明，云雾不精，则上应白露不下。夫阳气，天气也；天气闭，则地气干矣。云雾出于地，而雨露降于天，地不承，则天不降矣。可见天地阴阳，同此气机，和则俱和，乖则并乖。人与天地相参，故肺气象天，病则多及二阴、脾、胃；大小肠象地，病则多及上窍。丹溪治小便不通，用吐法以开提肺气，使上窍通而下窍亦通，与大黄甘草汤之治呕吐，法虽异而理可通也。

【点评】以阴阳天地之理阐释气机之上下，亦整体观念之体现。

---

① 水：《外台秘要》作"泉水"。

大黄甘草汤方

大黄四两　甘草一两①

上二味，以水三升，煮取一升，分温再服。

胃反，吐而渴欲饮水者，茯苓泽泻汤主之。

猪苓散治吐后饮水者，所以崇土气胜水气也；茯苓泽泻汤治吐未已，而渴欲饮水者，以吐未已，知邪未去，则宜桂枝、甘、姜散邪气，苓、术、泽泻消水气也。

【点评】前后联系，说明类似之证在治疗用方上的差别。

茯苓泽泻汤方

茯苓半斤　泽泻四两　甘草　桂枝各二两　白术三两　生姜四两

上六味，以水一斗，煮取三升，内泽泻，再煮取二升半，温服八合，日三服。

吐后，渴欲得水而贪饮者，文蛤汤主之；兼主微风，脉紧头痛。

吐后，水去热存，渴欲得水，与前猪苓散证同。虽复贪饮，亦止热甚而然耳，但与除热导水之剂足矣；乃复用麻黄、杏仁等发表之药者，必兼有客邪郁热于肺不解故也。观方下云："汗出即愈"，可以知矣。曰兼主微风脉紧头痛者，以麻、杏、甘、石，本擅驱风发表之长耳。

【点评】从方中所用之药推测该证所含之病机，是读经典之良法。

文蛤汤方

文蛤五两　麻黄　甘草　生姜各三两　石膏五两　杏仁五十粒　大枣十二枚

上七味，以水六升，煮取二升，温服一升，汗出即愈。

---

① 一两：《备急千金要方》《外台秘要》作"二两"。

干呕吐逆吐涎沫，半夏干姜散主之。

干呕吐逆，胃中气逆也；吐涎沫者，上焦有寒，其口多涎也。与前干呕、吐涎沫、头痛不同。彼为厥阴阴气上逆，此是阳明寒涎逆气不下而已。故以半夏止逆消涎，干姜温中和胃，浆水甘酸，调中引气止呕哕也。

【点评】吴茱萸汤证与本方证虽同见干呕、吐涎沫，前者为"厥阴阴气上逆，此是阳明寒涎逆气不下"，故用方不同。

半夏干姜散方

半夏　干姜各等分

上二味，杵为散。取方寸匕，浆水一升半，煮取七合，顿服之。

病人胸中似喘不喘，似呕不呕，似哕不哕，彻心中愦愦然无奈者①，生姜半夏汤主之。

寒邪搏饮，结于胸中而不得出，则气之呼吸往来，出入升降者阻矣。似喘不喘，似呕不呕，似哕不哕，皆寒饮与气，相搏互击之证也。且饮，水邪也；心，阳脏也，以水邪而逼处心脏，欲却不能，欲受不可，则彻心中愦愦然无奈也。生姜半夏汤，即小半夏汤，而生姜用汁，则降逆之力少，而散结之力多，乃正治饮气相搏，欲出不出者之良法也。

【点评】本方与小半夏汤组成相同，但本方生姜用汁，"则降逆之力少，而散结之力多"，侧重点有所不同。

生姜半夏汤方

半夏半升　生姜汁，一升

上二味，以水三升，煮半夏，取二升，内生姜汁，煮取一升半，

---

①　彻心中愦愦然无奈者：胸胃烦闷，无可奈何之感。

小冷分四服，日三夜一。呕止，停后服。

干呕哕，若手足厥者，橘皮汤主之。

干呕哕非反胃，手足厥非无阳，胃不和，则气不至于四肢也。橘皮和胃气，生姜散逆气，气行胃和，呕哕与厥自已，未可便认阳虚而遽投温补也。

【点评】此厥非那厥，乃"胃不和，则气不至于四肢"而厥，"未可便认阳虚而遽投温补也"。

橘皮汤方

橘皮四两　生姜半斤

上二味，以水七升，煮取三升，温服一升，下咽即愈。

哕逆者，橘皮竹茹汤主之。

胃虚而热乘之，则作哕逆。橘皮、生姜和胃散逆，竹茹除热止呕哕，人参、甘草、大枣，益虚安中也。

橘皮竹茹汤方

橘皮二斤　竹茹二升　大枣三十枚　生姜半斤　甘草五两　人参一两

上六味，以水一斗，煮取三升，温服一升，日三服。

夫六腑气绝于外者，手足寒，上气脚缩；五脏气绝于内者，利不禁，下甚者手足不仁。

六腑为阳，阳者主外，阳绝不通于外，为手足寒；阳不外通，则并而上行，为上气、脚缩也。五脏为阴，阴者主内，阴绝不守于内，则下利不禁，甚者不交于阳，而隧道痹闭，为手足不仁也。

下利脉沉弦者下重①，脉大者为未止，脉微弱数者为欲自止，虽发热不死。

沉为里、为下，沉中见弦，为少阳之气滞于下而不得越，故下

————————

① 下重：里急后重。

重。大为邪盛，又大则病进，故为未止。徐氏曰：微弱者，正衰邪亦衰也。数为阳脉，于微弱中见之，则为阳气将复，故知利欲自止，虽有身热，势必自已，不得比于下利热不止者死之例也。

下利手足厥冷，无脉者，灸之不温，若脉不还，反微喘者死；少阴负趺阳^①者为顺也。

下利，厥冷、无脉，阴亡而阳亦绝矣。灸之所以引既绝之阳，乃厥不回、脉不还，而反微喘，残阳上奔，大气下脱，故死。下利为土负水胜之病，少阴负趺阳者，水负而土胜也，故曰顺。

下利有微热而渴，脉弱者令自愈。

下利脉数，有微热，汗出，令自愈。设脉紧为未解。

下利脉数而渴者，令自愈。设不瘥，必圊脓血，以有热故也。

下利脉反弦，发热身汗者愈。

微热而渴者，胃阳复也；脉弱者，邪气衰也；正复邪衰，故令自愈。脉数，亦阳复也；微热汗出者，气方振而势外达，亦为欲愈之候。设脉紧则邪尚盛，必能与正相争，故为未解。脉数而渴，阳气已复，亦下利有微热而渴之意。然脉不弱而数，则阳之复者已过，阴寒虽解，而热气转增，将更伤阴而圊脓血也。弦脉阴阳两属，若与发热、身汗并见，则弦亦阳也，与脉数有微热汗出正同，故愈。

按：上数条，皆是伤寒邪气入里之候。故或热或渴，或汗出，或脉数，阳气既复，邪气得达则愈。若杂病湿热下利之证，则发热、口渴、脉数，均非美证。《内经》云：下利、身热者死。仲景云：下利、手足不逆冷，反发热者，不死。盖《内经》所言者，杂病湿热下利之证；仲景所言者，伤寒阴邪内入之证，二者不可不分也。

【点评】上数条言据脉症判断预后，总与正邪强弱之势相关。

下利气者，当利其小便。

---

① 少阴负趺阳：少阴脉弱于趺阳脉。

下利气者，气随利失，即所谓气利是也。小便得利，则气行于阳，不行于阴而愈，故曰当利其小便，喻氏所谓急开支河者是也。

【点评】利小便不仅使"气行于阳"，而且有"急开支河"之功。

下利寸脉反浮数，尺中自涩者，必圊脓血。

寸浮数者，阳邪强也；尺中涩者，阴气弱也。以强阳而加弱阴，必圊脓血。

下利清谷，不可攻其表，汗出必胀满。

清与圊同，即完谷也，是为里虚气寒，乃不温养中土，而反攻令汗出，则阳气重虚，阳虚者，气不化，故胀满。

下利脉沉而迟，其人面少赤，身有微热，下利清谷者，必郁冒①汗出而解，病人必微厥。所以然者，其面戴阳，下虚故也。

喻氏曰：下利，脉沉迟而面少赤、身微热者，阴盛而格阳在上、在外也。若其人阳尚有根，其格出者终必复返。阳返而阴未肯降，必郁冒少顷，然后阳胜而阴出为汗。阴出为汗，阴邪乃解，自不下利矣。阳入阴出，俨有龙战于野，其血玄黄之象，病人能无微厥乎？

下利后脉绝，手足厥冷，晬②时脉还，手足温者生，脉不还③者死。

下利后脉绝、手足厥冷者，阴先竭而阳后脱也。是必俟其晬时，经气一周，其脉当还，其手足当温。设脉不还，其手足亦必不温，则死之事也。

下利后腹胀满，身体疼痛者，先温其里，乃攻其表，温里宜四逆汤，攻表宜桂枝汤。

下利腹胀满，里有寒也；身体疼痛，表有邪也。然必先温其里，而后攻其表。所以然者，里气不充，则外攻无力；阳气外泄，则里寒

---

① 郁冒：郁闷昏冒。
② 晬(zuì 最)：一昼夜。
③ 脉不还：《备急千金要方》作"不还不温"。

转增，自然之势也。而四逆用生附，则寓发散于温补之中；桂枝有甘、芍，则兼固里于散邪之内，仲景用法之精如此。

【点评】此条诸家多从表里先后解，而尤氏所言"四逆用生附，则寓发散于温补之中；桂枝有甘、芍，则兼固里于散邪之内"，与他注不同。

四逆汤方 _{见上}

桂枝汤方

桂枝　白芍　生姜　甘草① 各三两　大枣 十二枚

上五味，吹咀。以水七升，微火煮，取三升，去滓，适寒温，服一升。服已须臾，啜稀热粥一升，以助药力。温覆令一时许，遍身漐漐②微似有汗者益佳；不可令如水流漓，病必不除。若一服汗出病瘥，停后服。

下利三部脉皆平，按之心下坚者，急下之，宜大承气汤。

下利脉迟而滑者实也。利未欲止，急下之，宜大承气汤。

下利脉反滑者，当有所去，下乃愈，宜大承气汤。

下利已瘥，至其年月日时复发者，以病不尽故也，当下之，宜大承气汤。

下利有里虚脏脱者，亦有里实腑闭者，昔人所谓利者不利是也。按之心下坚，其证的矣。脉虽不实大，而亦未见微弱，自宜急下，使实去则利止，通因通用之法也。脉迟为寒，然与滑俱见，则不为寒而反为实，以中实有物，能阻其脉行之机也。夫利因实而致者，实不去则利不已，故宜急下。病已瘥而至其时复发者，陈积在脾也。脾主信，故按期复发，是当下之，令陈积去，则病本拔而愈。

---

① 甘草：双白燕堂本《金匮要略心典》中甘草为二两。

② 漐漐(zhí 执)：出汗的样子。

【点评】抓住治疗实证下利的要点"利因实而致者，实不去则利不已"，当用"通因通用"之法。

大承气汤方见痉

下利谵语者，有燥屎也，小承气汤主之。

谵语者，胃实之征，为有燥屎也，与心下坚、脉滑者大同。然前用大承气者，以因实而致利，去之惟恐不速也；此用小承气者，以病成而适实，攻之恐伤及其正也。

小承气汤方

大黄四两　枳实三枚　厚朴三两，炙

上三味，以水四升，煮取一升二合，去滓，分温二服。得利则止。

下利便脓血者，桃花汤主之。

此治湿寒内淫，脏气不固，脓血不止者之法。赤石脂理血固脱，干姜温胃驱寒，粳米安中益气。崔氏去粳米加黄连、当归，用治热利，乃桃花汤之变法也。

【点评】引桃花汤之变法，示人用方之活法。

桃花汤方

赤石脂一斤一半全用，一半筛末　干姜一两　粳米一升

上三味，以水七升，煮米熟去滓，温服七合，内赤石脂末方寸匕，日三服。若一服愈，余勿服。

热利下重者，白头翁汤主之。

此治湿热下注，及伤寒热邪入里作利者之法。白头翁汤苦以除湿，寒以胜热也。

白头翁汤方

白头翁　黄连　黄柏　秦皮各三两

上四味，以水七升，煮取三升，去滓，温服一升。不愈更服。

下利后更烦，按之心下濡者，为虚烦也，栀子豉汤主之。

下利后更烦者，热邪不从下减，而复上动也。按之心下濡，则中无阻滞可知，故曰虚烦。香豉、栀子，能撤热而除烦，得吐则热从上出而愈，因其高而越之之意也。

栀子豉汤方

栀子十四枚，擘　香豉四合，绵裹

上二味，以水四升，先煮栀子，得二升半；内豉，煮取一升半，去滓，分二服。温进一服，得吐则愈。

下利清谷，里寒外热，汗出而厥，通脉四逆汤主之。

挟热下利者，久则必伤脾阴；中寒清谷者，甚则并伤肾阳。里寒外热，汗出而厥，有阴内盛而阳外亡之象。通脉四逆，即四逆加干姜一倍，所谓进而求阳，以收散亡之气也。

通脉四逆汤方

附子一枚，生用　干姜三两，强人可四两　甘草二两，炙

上三味，以水三升，煮取一升二合，去滓，分温再服。

下利肺痛，紫参汤主之。

赵氏曰：大肠与肺合，大抵肠中积聚，则肺气不行；肺有所积，大肠亦不固，二害互为病。大肠病而气塞于肺者，痛；肺有积者，亦痛。痛必通用，紫参通九窍，利大小肠，气通则痛愈，积去则利自止。喻氏曰：后人有疑此非仲景之方者，夫讵知肠胃有病，其所关全在肺气耶？程氏疑是腹痛，《本草》云：紫参治心腹积聚，寒热邪气。

【点评】"肺痛"诸家多作腹痛，尤氏也未否定。

紫参汤方

紫参半斤　甘草三两

上二味，以水五升，先煮紫参，取二升；内甘草，煮取一升半，

分温三服。

气利，诃黎勒散主之。

气利，气与屎俱失也。诃黎勒涩肠而利气，粥饮安中益肠胃。顿服者，补下、治下，制以急也。

诃黎勒散方

诃黎勒十枚，煨

上一味为散。粥饮和，顿服。

附方

千金翼小承气汤　治大便不通，哕数谵语。方见上

外台黄芩汤　治干呕下利。

黄芩　人参　干姜各三两　桂枝一两　大枣十二枚　半夏半升

上六味，以水七升，煮取三升，温分三服。

此与前黄芩加半夏生姜汤治同，而无芍药、甘草、生姜，有人参、桂枝、干姜，则温里益气之意居多。凡中寒气少者，可于此取法焉。其小承气汤，即前下利、谵语有燥屎之法，虽不赘，可也。

疮痈肠痈浸淫病脉证并治第十八

诸浮数脉，应当发热，而反洒淅恶寒，若有痛处，当发其痈。

师曰：诸痈肿，欲知有脓无脓，以手掩肿上，热者为有脓，不热者为无脓。

浮、数脉，皆阳也，阳当发热，而反洒淅恶寒者，卫气有所遏而不出也。夫卫主行营气者也，而营过实者，反能阻遏其卫；若有痛处，则营之实者已兆，故曰当发其痈。痈肿之候，脓不成，则毒不化；而毒不聚，则脓必不成。故以手掩其肿上，热者毒已聚，则有

脓；不热者毒不聚，则无脓也。

【点评】营卫畅行则肌表无病，营实卫过，则发其痈。从营卫的角度解释痈肿初起的机制。

肠痈之为病，其身甲错，腹皮急，按之濡，如肿状，腹无积聚，身无热，脉数，此为肠内有痈脓，薏苡附子败酱散主之。

甲错，肌皮干起，如鳞甲之交错，由营滞于中，故血燥于外也。腹皮急，按之濡，气虽外鼓，而病不在皮间也。积聚为肿胀之根，脉数为身热之候。今腹如肿状而中无积聚，身不发热而脉反见数，非肠内有痈、营郁成热而何？薏苡破毒肿，利肠胃为君；败酱一名苦菜，治暴热火疮，排脓破血为臣；附子则假其辛热，以行郁滞之气尔。

【点评】薏苡附子败酱散中的附子多有注家云其助阳扶正，而尤氏说方中附子"假其辛热，以行郁滞之气"，颇有见地。本证为肠痈成脓，气血郁滞，治疗当行气活血散毒。《本经》载附子"辛温"，"破癥坚积聚"，方用少量附子，取其辛通之功，尤氏之说于理甚合。

薏苡附子败酱散方

薏苡仁十分　附子二分　败酱五分

上三味，杵为散。取方寸匕，以水二升，煎减半，顿服。小便当下。

肿痈①者，少腹肿痞，按之即痛如淋，小便自调，时时发热，自汗出，复恶寒，其脉迟紧者，脓未成，可下之。脉洪数者，脓已成，不可下也。大黄牡丹汤主之。

肿痈，疑即肠痈之在下者。盖前之痈在小肠，而此之痈在大肠

---

① 肿痈：《新编金匮方论》《仲景全书·金匮要略方论》作"肠痈"。

也。大肠居小肠之下，逼处膀胱，致小腹肿痞，按之即痛如淋，而实非膀胱为害，故仍小便自调也。小肠为心之合，而气通于血脉；大肠为肺之合，而气通于皮毛。故彼脉数、身无热，而此时时发热、自汗出、复恶寒也。脉迟紧者，邪暴遏而营未变；云可下者，谓可下之令其消散也。脉洪数者，毒已聚而营气腐；云不可下者，谓虽下之而亦不能消之也。大黄牡丹汤，肠痈已成、未成，皆得主之。故曰：有脓当下，无脓当下血。

【点评】未受条文拘泥，提出"大黄牡丹汤，肠痈已成、未成，皆得主之"，亦是实践有得之言。后世本方常用于肠痈，也证实此言不谬。经方大家曹颖甫曾说："肠痈一证舍大黄牡丹汤以外，别无良法。"将此方作治急性阑尾炎或慢性阑尾炎急性发作的主方专方，甚至彻头彻尾地恪守此方，一治到底。

大黄牡丹汤方

大黄四两　牡丹一两　桃仁五十个　冬瓜仁半升　芒硝三合

上五味，以水六升，煮取一升，去滓，内芒硝，再煎沸，顿服之。有脓当下。如无脓，当下血。

问曰：寸口脉浮微而涩①，法当亡血，若汗出，设不汗出者云何？曰：若身有疮，被刀斧所伤，亡血故也。

血与汗，皆阴也。阴亡，则血流不行，而气亦无辅，故脉浮微而涩也。经云：夺血者无汗，夺汗者无血。兹不汗出而身有疮，则知其被刀斧所伤而亡其血，与汗出不止者，迹虽异而理则同也。

病金疮，王不留行散主之。

金疮，金刃所伤而成疮者，经脉斩绝，营卫沮弛。治之者必使经脉复行、营卫相贯而后已。王不留行散，则行气血和阴阳之良剂也。

---

① 浮微而涩：《脉经》作"微而涩"。

【点评】《本经》载王不留行：主金疮，止血逐痛。与诸药相配确是"行气血和阴阳之良剂"。当今临床也有报道，王不留行散临床用于创伤溃烂，久不敛口者有较好的疗效。

王不留行散方

王不留行十分，八月八日采　蒴藋细叶①十分，七月七日采　甘草十八分 黄芩二分　桑东南根白皮十分，三月三日采　川椒三分　厚朴二分　干姜二分 芍药二分

上九味，王不留行、蒴藋、桑皮三味，烧灰存性，各别杵筛，合治之为散，服方寸匕。小疮即粉之，大疮但服之，产后亦可服。如风寒，桑根勿取之，前三物阴干百日。

排脓散方

枳实十六枚　芍药六分　桔梗二分

上三味，杵为散，取鸡子黄一枚，以药散与鸡黄相等，揉和令相得，饮和服之，日一服。

枳实苦寒，除热、破滞为君，得芍药则通血，得桔梗则利气，而尤赖鸡子黄之甘润，以为排脓、化毒之本也。

排脓汤方

甘草二两　桔梗三两　生姜一两　大枣十枚

上四味，以水三升，煮取一升，温服五合，日再服。

此亦行气血和营卫之剂。

浸淫疮，从口起流向四肢者，可治；从四肢流来入口者，不可治。浸淫疮，黄连粉主之。

浸淫疮，义如《脏腑经络》篇中。黄连粉方未见，大意以此为湿热浸淫之病，故取黄连一味为粉粉之，苦以燥湿，寒以除热也。

---

①　蒴藋(shuòdiào 硕掉)细叶：忍冬科蒴藋的全草或根，又名陆英。《长沙药解》："行血通经，消瘀化凝"。

【点评】处处不忘对照、联系。

跌蹶①手指臂肿转筋狐疝蛔虫病脉证治第十九

师曰：病跌蹶，其人但能前不能却，刺腨②入二寸，此太阳经伤也。

人身经络，阳明行身之前，太阳行身之后。太阳伤，故不能却也。太阳之脉，下贯腨内，刺之所以和利其经脉也。腨，足肚也。

病人常以手指臂肿动，此人身体𥆧𥆧者，藜芦甘草汤③主之。

湿痰凝滞关节则肿，风邪袭伤经络则动。手指臂肿动、身体𥆧𥆧𥆧𥆧者，风痰在膈，攻走肢体，陈无择所谓痰涎留在胸膈上下，变生诸病，手足项背，牵引钓痛，走易不定者是也。藜芦吐上膈风痰，甘草亦能取吐。方虽未见，然大略是涌剂耳。李氏

【点评】为说明此为"涌剂"而言"甘草亦能取吐"，似觉不妥。

转筋之为病，其人臂脚直，脉上下行，微弦。转筋入腹④者，鸡屎白散主之。

肝主筋，上应风气。肝病生风，则为转筋，其人臂脚直，脉上下行，微弦。《经》云：诸暴强直，皆属于风也。转筋入腹者，脾土虚而肝木乘之也。鸡为木畜，其屎反利脾气，故取治是病，且以类相求，则尤易入也。

鸡屎白散方

鸡屎白

---

① 跌蹶：足背僵硬、运动障碍的疾病。
② 腨(shuàn 涮)：小腿肚子。
③ 藜芦甘草汤：《新编金匮方论》后有小字"未见"。
④ 转筋入腹：经脉挛急，从两下肢牵引小腹。

为散。取方寸匕，以水六合，和温服①。

阴狐疝气者，偏有小大，时时上下，蜘蛛散主之。

阴狐疝气者，寒湿袭阴，而睾丸受病，或左或右，大小不同，或上或下，出没无时，故名狐疝。蜘蛛有毒，服之能令人利；合桂枝辛温，入阴而逐其寒湿之气也。

蜘蛛散方

蜘蛛十四枚熬焦　桂枝半两

上二味为散。取八分一匕，饮和服，日再。蜜丸亦可。

问曰：病腹痛有虫，其脉何以别之？师曰：腹中痛，其脉当沉若弦，反洪大，故有蛔虫。

腹痛脉多伏，阳气内闭也；或弦者，邪气入中也；若反洪大，则非正气与外邪为病，乃蛔动而气厥也。然必兼有吐涎、心痛等证，如下条所云，乃无疑耳。

蛔虫之为病，令人吐涎心痛，发作有时，毒药不止者，甘草粉蜜汤主之。

吐涎，吐出清水也。心痛，痛如咬啮，时时上下是也。发作有时者，蛔饱而静，则痛立止；蛔饥求食，则痛复发也。毒药，即锡粉、雷丸等杀虫之药。毒药者，折之以其所恶也；甘草粉蜜汤者，诱之以其所喜也。白粉，即铅白粉，能杀三虫，而杂于甘草、白蜜之中，诱使虫食；甘味既尽，毒性旋发，而虫患乃除，此医药之变诈也。

【点评】对甘草粉蜜汤的方解颇具巧思。另有一说，方中"白粉"为米粉，乃安蛔和胃之剂，可参。

甘草粉蜜汤方

甘草二两　白粉一两　白蜜四两

---

① 和温服：《外台秘要》《肘后方》作"煮三沸，顿服之，勿令患者知"。

上三味，以水三升，先煮甘草，取二升，去滓，内粉蜜，搅令和，煎如薄粥，温服一升。瘥即止。

蛔厥者，当吐蛔，令病者静而复时烦，此为脏寒。蛔上入其膈，故烦，须臾复止，得食而呕，又烦者，蛔闻食臭出，其人当自吐蛔。蛔厥者，乌梅丸主之。

蛔厥，蛔动而厥，心痛、吐涎，手足冷也。蛔动而上逆，则当吐蛔；蛔暂安而复动，则病亦静而复时烦也。然蛔之所以时安而时上者何也？虫性喜温，脏寒则虫不安而上膈；虫喜得食，脏虚则蛔复上而求食，故以人参、姜、附之属，益虚温胃为主，而以乌梅、椒、连之属，苦酸辛气味，以折其上入之势也。

【点评】以虫性喜温、喜得食来解释蛔厥之病情时静时作，形象而生动。

乌梅丸方

乌梅三百个　细辛六两　干姜十两　黄连一斤　当归　川椒各四两　附子炮　桂枝　人参　黄柏各六两

上十味，异捣筛，合治之，以苦酒渍乌梅一宿，去核蒸之五升米上，饭熟，捣成泥，和药令相得，内臼中与蜜杵二千下，丸如梧子大，先食饮服十丸，日三服，稍增至二十丸。禁生冷滑臭等物。

妇人妊娠病脉证治第二十

师曰：妇人得平脉，阴脉小弱①，其人渴，不能食，无寒热，名妊娠，桂枝汤主之。于法六十日当有此证；设有医治逆②者，却一月

---

① 阴脉小弱：尺脉稍弱。
② 治逆：误治。

加吐下者，则绝之。

平脉，脉无病也；即《内经》身有病而无邪脉之意。阴脉小弱者，初时胎气未盛，而阴方受蚀，故阴脉比阳脉小弱，至三四月，经血久蓄，阴脉始强。《内经》所谓手少阴脉动者妊子，《千金》所谓三月尺脉数是也。其人渴，妊子者内多热也；一作呕亦通。今妊妇二三月，往往恶阻不能食是已。无寒热者，无邪气也。夫脉无故而身有病，而又非寒热邪气，则无可施治，惟宜桂枝汤和调阴阳而已。徐氏云：桂枝汤外证得之，为解肌和营卫；内证得之，为化气调阴阳也。六十日当有此证者，谓妊娠两月，正当恶阻之时，设不知而妄治，则病气反增，正气反损，而呕泻有加矣。绝之，谓禁绝其医药也。楼全善云：尝治一二妇恶阻病吐，前医愈治愈吐，因思仲景"绝之"之旨，以炒糯米汤代茶，止药月余渐安。

【点评】联系《内经》理论阐释"平脉""阴脉小弱"，指出条文所言的情况并非寒热邪气所致，用桂枝汤意在和调阴阳而已。

妇人宿有癥病，经断未及三月，而得漏下不止，胎动在脐上者，此为癥痼害。妊娠六月动者，前三月经水利时，胎也；下血者，后断三月衃①也，所以血不止者，其癥不去故也，当下其癥，桂枝茯苓丸主之。

癥，旧血所积，为宿病也。癥痼害者，宿病之气，害其胎气也。于法妊娠六月，其胎当动；今未三月，胎不当动而忽动者，特以癥痼害之之故。是六月动者胎之常，三月动者胎之变也。夫癥病之人，其经月当不利，经利，则不能受胎，兹前三月经水适利，胞宫净而胎可结矣。胎结故经断不复下，乃未三月而衃血仍下，亦以癥痼害之之故；是血留养胎者其常，血下不止者其变也。要之，其癥不去，则血必不守，血不守，则胎终不安，故曰当下其癥。桂枝茯苓丸，下癥之

---

① 衃(pēi胚)：紫黑色的瘀血。与癥病为互辞。

力颇轻且缓，盖恐峻厉之药，将并伤其胎气也。

【点评】从胎动时间、月经状况及经停后是否下血来分析胎之常与癥痼害，指出"血留养胎者其常，血下不止者其变"，"其癥不去，……则胎终不安"，故用"下癥之力颇轻且缓"的桂枝茯苓丸下癥安胎。癥胎并存者用此方仍须慎之又慎。

桂枝茯苓丸方

桂枝　茯苓　丹皮　桃仁_{去皮尖，熬}　芍药_{各等分}

上五味，末之，炼蜜丸如兔屎大。每日食前服一丸，不知，加至三丸。

妇人怀妊六七月，脉弦发热，其胎愈胀，腹痛恶寒，少腹如扇，所以然者，子脏开故也，当以附子汤温其脏。

脉弦发热，有似表邪，而乃身不痛而腹反痛，背不恶寒而腹反恶寒，甚至少腹阵阵作冷，若或扇之者然，所以然者，子脏开不能合，而风冷之气乘之也。夫脏开风入，其阴内胜，则其脉弦为阴气，而发热且为格阳矣。胎胀者，胎热则消、寒则胀也。附子汤方未见，然温里散寒之意，概可推矣。

师曰：妇人有漏下者，有半产①后因续下血，都不绝者②，有妊娠下血者。假令妊娠腹中痛为胞阻③，胶艾汤主之。

妇人经水淋沥，及胎产前后下血不止者，皆冲任脉虚，而阴气不能守也。是惟胶艾汤为能补而固之，中有芎、归，能于血中行气，艾叶利阴气，止痛安胎，故亦治妊娠胞阻。胞阻者，胞脉阻滞，血少而气不行也。

【点评】止血是本方的重要作用。方中阿胶主女子下血，艾叶

---

① 半产：《脉经》作"中生"。半产，即小产。
② 有半产后因续下血，都不绝者：《新编金匮方论》作"有半产后因续下血都不绝者"。
③ 胞阻：《脉经》作"胞漏"，即妊娠下血伴腹痛的病证。

主妇人漏血、主下血的功效都未提及，方解似过简。

胶艾汤方

干地黄_{六两}　川芎　阿胶　甘草_{各二两}　艾叶　当归_{各三两}　芍药_{四两}

上七味，以水五升，清酒三升，合煮取三升，去滓，内胶令消尽，温服一升，日三服。不瘥更作。

妇人怀妊，腹中㽷痛，当归芍药散主之。

按：《说文》㽷音绞，腹中急也，乃血不足，而水反侵之也。血不足而水侵，则胎失其所养，而反得其所害矣，腹中能无㽷痛乎？芎、归、芍药，益血之虚；苓、术、泽泻，除水之气。赵氏曰：此因脾土为木邪所客，谷气不举，湿气下流，搏于阴血而痛，故用芍药多他药数倍，以泻肝木，亦通。

【点评】"芎、归、芍药，益血之虚；苓、术、泽泻，除水之气"，此方解相当简明，切中肯綮。"㽷"，亦读(xiu 朽)，指绵绵而痛。

当归芍药散方

当归　川芎_{各三两}　芍药_{一斤}　茯苓　白术_{各四两}　泽泻_{半斤}

上六味，杵为散。取方寸匕，酒和，日三服。

妊娠呕吐不止，干姜人参半夏丸主之。

此益虚温胃之法，为妊娠中虚而有寒饮者设也。夫阳明之脉，顺而下行者也。有寒则逆，有热亦逆，逆则饮必从之。而妊娠之体，精凝血聚，每多蕴而成热者矣。按：《外台》方：青竹茹、橘皮、半夏各五两，生姜、茯苓各四两，麦冬、人参各三两，为治胃热气逆呕吐之法，可补仲景之未备也。

【点评】列《外台》治妊娠胃热呕吐之方，以"补仲景之未备"，拓后人之思路。

干姜人参半夏丸方

干姜　人参各一两　半夏二两

上三味末之，以生姜汁糊为丸，梧子大。饮服十丸，日三服。

妊娠小便难，饮食如故，当归贝母苦参丸主之。

小便难而饮食如故，则病不由中焦出；而又无腹满、身重等证，则更非水气不行，知其血虚热郁，而津液涩少也。《本草》当归补女子诸不足，苦参入阴利窍、除伏热，贝母能疗郁结，兼清水液之源也。

【点评】病非中焦出、亦非水气不行，便"知其血虚热郁，而津液涩少"，作此判断缺乏说服力。如从方药推其病机当更合理。

当归贝母苦参丸方

当归　贝母　苦参各四两

上三味末之，炼蜜丸如小豆大。饮服三丸，加至十丸。

妊娠有水气，身重，小便不利，洒淅恶寒，起即头眩，葵子茯苓散①主之。

妊娠小便不利，与上条同；而身重、恶寒、头眩，则全是水气为病，视虚热液少者，霄壤悬殊矣。葵子、茯苓滑窍行水，水气既行，不淫肌体，身不重矣；不侵卫阳，不恶寒矣；不犯清道，不头眩矣。经曰：有者求之，无者求之。盛虚之变，不可不审也。

【点评】类似方证注重比较，以免混淆。

葵子茯苓散方

葵子一升　茯苓三两

---

① 葵子茯苓散：《脉经》作"葵子茯苓汤"。

上二味，杵为散。饮服方寸匕，日二服，小便利则愈。

妇人妊娠宜常服，当归散主之。

妊娠之后，最虑湿热伤动胎气，故于芎、归、芍药养血之中，用白术除湿，黄芩除热。丹溪称黄芩、白术为安胎之圣药。夫芩、术非能安胎者，去其湿热而胎自安耳。

当归散方

当归　黄芩　芍药　川芎各一斤　白术半斤

上五味，杵为散。酒服方寸匕，日再服。妊娠常服即易产，胎无疾苦。产后百病悉主之。

妊娠养胎，白术散主之。

妊娠伤胎，有因湿热者，亦有因湿寒者，随人脏气之阴阳而各异也。当归散，正治湿热之剂；白术散，白术、牡蛎燥湿，川芎温血，蜀椒去寒，则正治湿寒之剂也。仲景并列于此，其所以诏示后人者深矣。

【点评】将当归散与白术散比较，一为正治湿热之剂，一为正治湿寒之剂，明确反映了祛邪安胎的思想。之所以有湿热、湿寒的不同，是由于人之体质不同，"随人脏气之阴阳而各异也"，此乃发仲景所未发。

白术散方

白术　川芎　蜀椒去汗　牡蛎各三分

上四味，杵为散。酒服一钱匕，日三服，夜一服。但苦痛加芍药；心下毒痛，倍加芎䓖；心烦吐痛，不能食饮，加细辛一两，半夏大者二十枚服之，后更以醋浆水服之；若呕，以醋浆水服之，复不解者，小麦汁服之，已后渴者，大麦粥服之。病虽愈，服之勿置。

妇人伤胎①怀身，腹满不得小便②，从腰以下重，如有水状。怀身七月，太阴当养不养，此心气实③，当刺泻劳宫及关元，小便微利④则愈。

伤胎，胎伤而病也，腹满不得小便，从腰以下重，如有水气，而实非水也，所以然者，心气实故也，心、君火也，为肺所畏，而妊娠七月，肺当养胎，心气实则肺不敢降，而胎失其养，所谓太阴当养不养也，夫肺主气化者也，肺不养胎，则胞中之气化阻，而水乃不行矣，腹满便难身重，职是故也，是不可治其肺，当刺劳宫以泻心气，刺关元以行水气，使小便微利，则心气降，心降而肺自行矣，劳宫、心之穴，关元、肾之穴。

妇人产后病脉证治第二十一

问曰：新产妇人有三病：一者病痉，二者病郁冒⑤，三者大便难，何谓也？师曰：新产血虚，多汗出，喜中风，故令病痉；亡血复汗，寒多，故令郁冒；亡津液胃燥，故大便难。

痉，筋病也。血虚汗出，筋脉失养，风入而益其劲也。郁冒，神病也。亡阴血虚，阳气遂厥，而寒复郁之，则头眩而目瞀也。大便难者，液病也。胃藏津液而渗灌诸阳，亡津液胃燥，则大肠失其润而便难也。三者不同，其为亡血伤津则一，故皆为产后所有之病。

【点评】以"筋病""神病""液病"分别点出痉病、郁冒和大便

---

① 伤胎：《脉经》《千金翼方》作"伤寒"。
② 妇人伤胎怀身，腹满不得小便：《新编金匮方论》作"妇人伤胎，怀身腹满，不得小便"。
③ 心气实：指心火亢盛。
④ 小便微利：《脉经》《千金翼方》作"小便利"。
⑤ 郁冒：郁闷不舒，头昏眼花。

难三者的病变要点，并以"亡血伤津则一"总结病机，提纲挈领。

产妇郁冒，其脉微弱，呕不能食，大便反坚，但头汗出。所以然者，血虚而厥，厥而必冒；冒家欲解，必大汗出。以血虚下厥，孤阳上出，故头汗出。所以产妇喜汗出者，亡阴血虚，阳气独盛，故当汗出，阴阳乃复。大便坚，呕不能食，小柴胡汤主之。

郁冒虽有客邪，而其本则为里虚，故其脉微弱也。呕不能食，大便反坚，但头汗出，津气上行而不下逮之象。所以然者，亡阴血虚，孤阳上厥，而津气从之也。厥者必冒，冒家欲解，必大汗出者，阴阳乍离，故厥而冒，及阴阳复通，汗乃大出而解也。产妇新虚，不宜多汗，而此反喜汗出者，血去阴虚，阳受邪气而独盛。汗出则邪去，阳弱而后与阴相和，所谓损阳而就阴是也。小柴胡主之者，以邪气不可不散，而正虚不可不顾，惟此法为能解散客邪，而和利阴阳耳。

【点评】着重对郁冒汗出欲解作了合理的解释，指出这里的阴阳乃复，是汗出阳弱，"损阳而就阴"，并非真正的阴阳平衡，故需用小柴胡汤祛邪扶正，和利阴阳。

小柴胡汤方 见呕吐

病解能食，七八日更发热者，此为胃实，宜大承气汤主之。

病解能食，谓郁冒解而能受食也；至七八日更发热，此其病不在表而在里，不属虚而属实矣，是宜大承气以下里实。

大承气汤方 见痉

产后腹中㽲痛，当归生姜羊肉汤主之。兼主腹中寒疝，虚劳不足。

产后腹中㽲痛，与妊娠腹中㽲痛不同，彼为血虚而湿扰于内，此为血虚而寒动于中也。当归、生姜温血散寒，孙思邈云：羊肉止痛利产妇。

【**点评**】就"疼痛"而鉴别病机。

当归生姜羊肉汤方 见寒疝

产后腹痛，烦满不得卧，枳实芍药散主之。

产后腹痛，而至烦满不得卧，知血郁而成热，且下病而碍上也；与虚寒疼痛不同矣。枳实烧令黑，能入血行滞，同芍药为和血止痛之剂也。

枳实芍药散方

枳实烧令黑勿太过　芍药等分

上二味，杵为散。服方寸匕，日三服。并主痈脓，大麦粥下之。

师曰：产妇腹痛，法当以枳实芍药散；假令不愈者，此为腹中有瘀血着脐下，宜下瘀血汤主之。亦主经水不利。

腹痛服枳实芍药而不愈者，以有瘀血在脐下，着而不去，是非攻坚破积之剂，不能除矣。大黄、桃仁、䗪虫，下血之力颇猛；用蜜丸者，缓其性不使骤发，恐伤上二焦也；酒煎顿服者，补下、治下制以急，且去疾惟恐不尽也。

下瘀血汤方

大黄三两　桃仁二十个　䗪虫二十枚，去足熬

上三味末之，炼蜜和为四丸，以酒一升煮一丸，取八合，顿服之，新血下如豚肝。

产后七八日，无太阳证，少腹坚痛，此恶露①不尽。不大便，烦躁发热，切脉微实，更倍发热，日晡时烦躁者，不食，食则谵语，至夜即愈，宜大承气汤主之。热在里，结在膀胱也。

无太阳证者，无头痛、恶寒之表证也。产后七八日，少腹坚痛、恶露不尽，但宜行血去瘀而已。然不大便、烦躁、发热、脉实，则胃之实也；日晡为阳明旺时，而烦躁甚于他时，又胃热之验也；食气入

———————————

① 恶露：产后阴道排出的瘀血、黏液。

胃，长气于阳，食入而助胃之热则谵语，至夜阳明气衰而谵语愈，又胃热之验也。故曰：热在里，结在膀胱。里即阳明，膀胱即少腹，盖谓不独血结于下，而亦热聚于中也。若但治其血而遗其胃，则血虽去而热不除，即血亦未必能去。而大承气汤中，大黄、枳实，均为血药，仲景取之者，盖将一举而两得之欤？

【点评】根据"日晡时烦躁"及其他相关症状，指出此条病机为血结于下，热聚于中。大承气汤既可泻阳明实热，又能逐瘀，或有一举两得之效。然阳明之热易泄而内结之瘀血往往难以速去，若药后热去瘀在，可再用活血破瘀之剂。言"大黄、枳实，均为血药"，是其心得。观《金匮》祛瘀方常用大黄，篇中治产后气血郁滞腹痛的枳实芍药散用枳实烧黑，皆是所言之据。

产后风①，续续数十日不解②，头微疼，恶寒，时时有热，心下闷，干呕汗出，虽久，阳旦证续在者，可与阳旦汤。

产后中风，至数十日之久，而头疼、寒热等证不解，是未可卜度其虚，而不与解之、散之也。阳旦汤治伤寒太阳中风挟热者，此风久而热续在者，亦宜以此治之。夫审证用药，不拘日数；表里既分，汗下斯判。上条里热成实，虽产后七八日，与大承气而不伤于峻；此条表邪不解，虽数十日之久，与阳旦汤而不虑其散，非通于权变者，未足以语此也。

【点评】强调"审证用药，不拘日数"，该下则下，该汗便汗。

阳旦汤方 即桂枝汤加黄芩

产后中风，发热面正赤，喘而头痛，竹叶汤主之。

此产后表有邪而里适虚之证，若攻其表，则气浮易脱；若补其

① 产后风：《脉经》作"妇人产后得风"。
② 产后风，续续数十日不解：《新编金匮方论》作"产后风，续之数十日不解"。

里，则表多不服。竹叶汤，用竹叶、葛根、桂枝、防风、桔梗，解外之风热；人参、附子，固里之脱；甘草、姜、枣，以调阴阳之气，而使其平，乃表里兼济之法。凡风热外淫，而里气不固者，宜于此取则焉。

竹叶汤方

竹叶一把　葛根三两　防风　桔梗　桂枝　人参　甘草各一两　附子一枚，炮　生姜五两　大枣十五枚

上十味，以水一斗，煮取二升半，分温三服，覆使汗出。头项强，用大附子一枚破之，如豆大，前药扬去沫；呕者加半夏半升洗。

妇人乳中虚①，烦乱呕逆，安中益气，竹皮大丸主之。

妇人乳中虚，烦乱呕逆者，乳子之时，气虚火胜，内乱而上逆也。竹茹、石膏，甘寒清胃；桂枝、甘草，辛甘化气；白薇性寒入阳明，治狂惑邪气，故曰安中益气。

竹皮大丸方

生竹茹　石膏各二分　桂枝　白薇各一分　甘草七分

上五味末之，枣肉和丸，弹子大，饮服一丸，日三夜二服。有热倍白薇；烦喘者，加柏实一分。

产后下利虚极②，白头翁加甘草阿胶汤主之。

伤寒热利下重者，白头翁汤主之，寒以胜热，苦以燥湿也。此亦热利下重，而当产后虚极，则加阿胶救阴，甘草补中生阳，且以缓连、柏之苦也。

白头翁加甘草阿胶汤方

白头翁　甘草　阿胶各二两　秦皮　黄连　柏皮各三两

上六味，以水七升，煮取二升半，内胶令消尽，分温三服。

---

① 乳中虚：《脉经》作"产中虚"。
② 产后下利虚极：《脉经》作"妇人热利重下，新产虚极"。

附方

千金三物黄芩汤 治妇人在草蓐，自发露得风，四肢苦烦热，头痛者，与小柴胡汤；头不痛，但烦者，此汤主之。

黄芩一两　苦参二两　干地黄四两

上三味，以水六升，煮取二升，温服一升，多吐下虫。

此产后血虚，风入而成热之证。地黄生血，苦参、黄芩除热也。若头痛者，风未全变为热，故宜柴胡解之。

千金内补当归建中汤 治妇人产后虚羸不足，腹中刺痛不止，吸吸少气，或苦少腹急，痛引腰背，不能食饮。产后一月日得服四五剂为善，令人强壮，宜。

当归四两　桂枝　生姜各三两　芍药六两　甘草二两　大枣十二枚

上六味，以水一斗，煮取三升，分温三服，一日令尽，若大虚加饴糖六两，汤成内之，于火上暖令饴消；若去血过多，崩伤内衄不止，加地黄六两，阿胶二两，合八味汤成，内阿胶。若无当归，以芎代之；若无生姜，以干姜代之。

妇人杂病脉证并治第二十二

妇人中风，七八日续来寒热，发作有时，经水适断者，此为热入血室①，其血必结，故使如疟状，发作有时，小柴胡汤主之。

中风七八日，寒热已止而续来，经水才行而适断者，知非风寒重感，乃热邪与血俱结于血室也。热与血结，攻其血则热亦去。然虽结而寒热如疟，则邪既留连于血室，而亦侵淫于经络。设攻其血，血虽

---

① 血室：狭义指子宫；广义包括子宫、肝、冲任脉等。

去，邪必不尽，且恐血去而邪得乘虚尽入也。仲景单用小柴胡汤，不杂血药一味，意谓热邪解而乍结之血自行耳。

妇人伤寒发热，经水适来，昼日明了，暮则谵语，如见鬼状者，此为热入血室，治之无犯胃气及上二焦，必自愈。

伤寒发汗过多者，邪气离表则入阳明；经水适来者，邪气离表则入血室。盖虚则易入，亦惟虚者能受也。昼日明了，暮则谵语者，血为阴，暮亦为阴，阴邪遇阴乃发也。然热虽入而血不结，其邪必将自解，治之者但无犯胃气及上二焦阳气而已。仲景盖恐人误以发热为表邪未解，或以谵语为阳明胃实，而或攻之，或汗之也。

【点评】抓住两条的鉴别要点：前者"热邪与血俱结于血室"，后者"热虽入而血不结"。

妇人中风，发热恶寒，经水适来，得之七八日，热除脉迟身凉和，胸胁满如结胸状，谵语者，此为热入血室也，当刺期门①，随其实而取之。

热除、脉迟、身凉和而谵语者，病去表而之里也。血室者，冲任之脉，肝实主之。肝之脉布胁肋、上贯膈，其支者，复从肝别上膈，注于肺。血行室空，热邪独胜，则不特入于其官，而亦得游其部，是以胸胁满如结胸状。许叔微云：邪气蓄血，并归肝经，聚于膻中，结于乳下，以手触之则痛，非汤剂可及，故当刺期门。期门、肝之募。随其实而取之者，随其结之微甚，刺而取之也。

【点评】较为深入地阐述了热入血室与肝的关系。

阳明病，下血谵语者，此为热入血室，但头汗出，当刺期门，随其实而泻之，濈然②汗出者愈。

---

① 期门：足厥阴肝经的募穴，位于乳中线上，当第六肋间隙。
② 濈（jí 极）然：汗出的样子。濈，水外流之意。

阳明之热，从气而之血，袭入胞宫，即下血而谵语。盖冲任之脉，并阳明之经，不必乘经水之来，而后热得入之，故彼为血去而热入，此为热入而血下也。但头汗出者，阳通而闭在阴也。此虽阳明之热，而传入血室，则仍属肝家，故亦当刺期门以泻其实。刺已，周身漐然汗出，则阴之闭者亦通，故愈。

【点评】经水未行之时，阳明之热亦可入于血室。

妇人咽中如有炙脔①，半夏厚朴汤主之。

此凝痰结气，阻塞咽嗌之间，《千金》所谓咽中帖帖，如有炙肉，吞不下、吐不出者是也。半夏、厚朴、生姜辛以散结，苦以降逆；茯苓佐半夏利痰气；紫苏芳香，入肺以宣其气也。

半夏厚朴汤方

半夏一升　厚朴三两　茯苓四两　生姜五两　苏叶二两

上五味，以水一斗，煮取四升，分温四服，日三夜一服。

妇人脏躁，喜悲伤欲哭，象如神灵所作，数欠伸，甘麦大枣汤主之②。

脏躁，沈氏所谓子宫血虚，受风化热者是也。血虚脏躁，则内火扰而神不宁，悲伤欲哭，有如神灵，而实为虚病。前《五脏风寒积聚篇》，所谓邪哭使魂魄不安者，血气少而属于心也。数欠伸者，《经》云：肾为欠、为嚏；又肾病者，善伸、数欠、颜黑。盖五志生火，动必关心；脏阴既伤，穷必及肾也。小麦为肝之谷，而善养心气；甘草、大枣，甘润生阴，所以滋脏气而止其燥也。

【点评】关于脏躁之"脏"，其说颇多。尤氏主论与心相关，兼及肾、肝。

---

① 炙脔：《脉经》作"炙脔状"。炙脔，即烤肉块。
② 数欠伸，甘麦大枣汤主之：《脉经》作"数欠，甘草小麦汤主之"。

甘麦大枣汤方

甘草三两　　小麦一升　　大枣十枚

上三味，以水六升，煮取三升，分温三服。亦补脾气。

妇人吐涎沫，医反下之，心下即痞，当先治其吐涎沫，小青龙汤主之。涎沫止，乃治痞，泻心汤主之①。

吐涎沫，上焦有寒也，不与温散而反下之，则寒内入而成痞，如伤寒下早例也。然虽痞而犹吐涎沫，则上寒未已，不可治痞，当先治其上寒，而后治其中痞，亦如伤寒例，表解乃可攻痞也。

小青龙汤方 见肺痈

泻心汤方 见惊悸

妇人之病，因虚积冷结气，为诸经水断绝，至有历年。血寒积结胞门，寒伤经络，凝坚在上，呕吐涎唾②，久成肺痈，形体损分。在中盘结，绕脐寒疝，或两胁疼痛，与脏相连。或结热中，痛在关元，脉数无疮，肌若鱼鳞，时着男子，非止女身。在下来多③，经候不匀，令阴掣痛，少腹恶寒。或引腰脊，下根气街，气冲急痛，膝胫疼烦，奄忽眩冒④，状如厥癫⑤，或有忧惨，悲伤多嗔⑥，此皆带下，非有鬼神。久则羸瘦，脉虚多寒，三十六病，千变万端；审脉阴阳，虚实紧弦；行其针药，治危得安；其虽同病，脉各异源；子当辨记，勿谓不然。

此言妇人之病，其因约有三端：曰虚、曰冷、曰结气。盖血脉贵充悦，而地道喜温和，生气欲条达也。否则血寒经绝，胞门闭而经络

---

① 妇人吐涎沫……，泻心汤主之：《备急千金要方》作"妇人霍乱呕逆，吐涎沫，医反下之，心下即痞，当先治其吐涎沫，小青龙汤主之。涎沫止，次治其痞，甘草泻心汤主之"。

② 血寒积结胞门，寒伤经络，凝坚在上，呕吐涎唾：《新编金匮方论》作"血寒积结，胞门寒伤，经络凝坚。在上呕吐涎唾"。

③ 在下来多：《新编金匮方论》作"在下未多"。

④ 奄忽眩冒：突然晕厥。

⑤ 厥癫：指昏厥、癫狂一类疾病。

⑥ 多嗔：时常发怒。

阻矣。而其变证，则有在上在中在下之异。在上者，肺胃受之，为呕吐涎唾，为肺痈，为形体消损，病自下而至上，从炎上之化也。在中者，肝脾受之，或寒疝绕脐，或胁痛连脏，此病为阴。或结热中，痛在关元；或脉数肌干，甚则并着男子，此病为热中，为阴阳之交，故或从寒化，或从热化也。在下者，肾脏受之，为经脱不匀，为阴中掣痛，少腹恶寒；或上引腰脊，下根气街，及膝胫疼痛。肾脏为阴之部，而冲脉与少阴之大络，并起于肾故也，甚则奄忽眩冒，状如厥癫。所谓阴病者，下行极而上也。或有忧惨悲嗔，状如鬼神者，病在阴，则多怒及悲愁不乐也。而总之曰：此皆带下。带下者，带脉之下，古人列经脉为病。凡三十六种，皆谓之带下病，非今人所谓赤白带下也。至其阴阳虚实之机，针药安危之故，苟非医者辨之有素，乌能施之而无误耶？三十六病者，十二癥、九痛、七害、五伤、三痼也。

【点评】根据妇人之三大病因：虚、冷、结气，指出妇人生理"血脉贵充悦，而地道喜温和，生气欲条达"，医理甚明。

问曰：妇人年五十所，病下利，数十日不止，暮即发热，少腹里急，腹满，手掌烦热，唇口干燥，何也？师曰：此病属带下。何以故？曾经半产，瘀血在少腹不去。何以知之？其证唇口干燥，故知之，当以温经汤主之。

妇人年五十所，天癸已断而病下利，似非因经所致矣。不知少腹旧有积血，欲行而未得遽行，欲止而不能竟止，于是下利窘急，至数十日不止，暮即发热者，血结在阴，阳气至暮，不得入于阴，而反浮于外也。少腹里急、腹满者，血积不行，亦阴寒在下也。手掌烦热，病在阴，掌亦阴也。唇口干燥，血内瘀者，不外荣也。此为瘀血作利，不必治利，但去其瘀而利自止。吴茱萸、桂枝、丹皮，入血散寒而行其瘀；芎、归、芍药、麦冬、阿胶，以生新血；人参、甘草、姜、夏，以正脾气，盖瘀久者营必衰，下多者脾必伤也。

【点评】对于本条"下利"的认识，有两种观点：一是遵原文作"下利"解，一是作"下血"解，各有其理。尤氏取前者，并以寒与瘀对病机进行阐释，亦可谓总体上把握了方证。

温经汤方

吴茱萸三两　当归　芎䓖　芍药　人参　桂枝　阿胶　丹皮　生姜　甘草各二两　半夏半升　麦冬一升

上十二味，以水一斗，煮取三升，分温三服。亦主妇人少腹寒，久不受胎；兼治崩中去血。或月水来过多，及至期不来。

带下，经水不利，少腹满痛，经一月再见者，土瓜根散主之。

妇人经脉流畅，应期而至，血满则下，血尽复生，如月盈则亏，月晦复朏①也。惟其不利，则蓄泄失常，似通非通，欲止不止，经一月而再见矣。少腹满痛，不利之验也。土瓜根主内痹瘀血月闭，䗪虫蠕动逐血，桂枝、芍药，行营气而正经脉也。

土瓜根散方

土瓜根　芍药　桂枝　䗪虫各三分

上四味，杵为散。酒服方寸匕，日三服。

寸口脉弦而大，弦则为减，大则为芤；减则为寒，芤则为虚，寒虚相搏，此名为革，妇人则半产漏下，旋覆花汤主之。

本文已见《虚劳》篇中，此去男子亡血失精句，而益之曰旋覆花汤主之，盖专为妇人立法也。详《本草》旋覆花治结气，去五脏间寒热，通血脉；葱主寒热，除肝邪；绛帛入肝理血，殊与虚寒之旨不合。然而肝以阴脏而舍少阳之气，以生化为事，以流行为用，是以虚不可补，解其郁聚，即所以补；寒不可温，行其血气，即所以温；固不可专补其血，以伤其气；亦非必先散结聚，而后温补，如赵氏、魏氏之说也。

---

① 朏(fěi 诽)：新月开始有亮光。

【点评】指出肝"以生化为事，以流行为用，是以虚不可补；解其郁聚，即所以补；寒不可温，行其血气，即所以温"，颇有见地，且具临床意义。

旋覆花汤方

旋覆花三两　葱十四茎　新绛少许

上三味，以水三升，煮取一升，顿服之。

妇人陷经，漏下黑不解，胶姜汤主之。

陷经，下而不止之谓；黑则因寒而色瘀也。胶姜汤方未见，然补虚温里止漏，阿胶、干姜二物已足。林亿云：恐是胶艾汤。按：千金胶艾汤有干姜，似可取用。

妇人少腹满如敦①状，小便微难而不渴。生后者，此为水与血俱结在血室也，大黄甘遂汤主之。

敦，音对。按：《周礼》注：盘以盛血，敦以盛食，盖古器也。少腹满如敦状者，言少腹有形高起，如敦之状，与《内经》胁下大如覆杯之文略同。小便难，病不独在血矣。不渴，知非上焦气热不化。生后即产后，产后得此，乃是水血并结，而病属下焦也。故以大黄下血、甘遂逐水，加阿胶者，所以去瘀浊而兼安养也。

【点评】阿胶去瘀浊之说不敢苟同。

大黄甘遂汤方

大黄四两　甘遂　阿胶各二两

上三味，以水三升，煮取一升，顿服。其血当下。

妇人经水不利下，抵当汤主之。

经水不利下者，经脉闭塞而不下，比前条下而不利者有别矣。故彼兼和利，而此专攻逐也。然必审其脉证并实而后用之。不然，妇人

---

① 敦：古盛物器，其形上下稍锐，中部肥大。

经闭，多有血枯脉绝者矣，虽养冲任，犹恐不至，而可强责之哉。

【点评】经行不利有程度不同，亦有虚实之别，不可不知。

抵当汤方

水蛭熬　虻虫熬各三十　桃仁二十　大黄三两，酒浸

上四味为末。水五升，煮取三升，去滓，温服一升。

妇人经水闭不利，脏坚癖不止，中有干血，下白物，矾石丸主之。

脏坚癖不止者，子藏干血，坚凝成癖而不去也。干血不去，则新血不荣，而经闭不利矣。由是蓄泄不时，胞宫生湿，湿复生热；所积之血，转为湿热所腐，而成白物，时时自下，是宜先去其脏之湿热。矾石却水除热，合杏仁破结润干血也。

【点评】病机的分析十分贴切。

矾石丸方

矾石三分，烧　杏仁一分

上二味，末之，炼蜜丸枣核大。内藏中①，剧者再内之。

妇人六十二种风，腹中血气刺痛，红蓝花酒主之。

妇人经尽、产后，风邪最易袭入腹中，与血气相搏而作刺痛。刺痛，痛如刺也。六十二种未详。红蓝花苦辛温，活血止痛，得酒尤良。不更用风药者，血行而风自去耳。

【点评】"血行而风自去"道出此证治疗之关键。

红蓝花酒方

红蓝花一两

上一味，酒一大升，煎减半，顿服一半，未止再服。

---

①　内藏中：放入阴道内。

妇人腹中诸疾痛，当归芍药散主之。

妇人以血为主，而血以中气为主。中气者，土气也。土燥不生物，土湿亦不生物。芎、归、芍药滋其血，苓、术、泽泻治其湿，燥湿得宜，而土能生物，疾痛并蠲矣。

【点评】以中土燥湿之说阐释此方，较前《妊娠》篇的方解又添新意。

当归芍药散方 见妊娠

妇人腹中痛，小建中汤主之。

营不足则脉急，卫不足则里寒；虚寒里急，腹中则痛。是必以甘药补中缓急为主，而合辛以生阳，合酸以生阴，阴阳和而营卫行。何腹痛之有哉？

小建中汤方 见虚劳

问曰：妇人病，饮食如故，烦热不得卧，而反倚息者，何也？师曰：此名转胞①，不得溺也。以胞系了戾，故致此病，肾气丸主之。

饮食如故，病不由中焦也。了戾与缭戾同，胞系缭戾而不顺，则胞为之转，胞转则不得溺也。由是下气上逆而倚息，上气不能下通而烦热不得卧。治以肾气者②，下焦之气，肾主之。肾气得理，庶缭者顺，戾者平，而闭乃通耳。

肾气丸方

干地黄八两　　山药　山茱萸各四两　　泽泻　丹皮　茯苓各三两　　桂枝附子炮，各一两

上八味末之，炼蜜和丸梧子大。酒下十五丸，加至二十丸，日再服。

---

① 胞：同"脬"，即膀胱。
② 肾气者："气"字之后疑脱"丸"字。

妇人阴寒，温阴中坐药，蛇床子散主之。

阴寒，阴中寒也。寒则生湿，蛇床子温以去寒，合白粉燥以除湿也。此病在阴中而不关脏腑，故但内药阴中自愈。

【点评】此处"白粉"有两说：一指米粉，从"和合相得，如枣大"看，乃为赋型剂；一指铅粉，用以解毒、杀虫、生肌，根据原方白粉仅用"少许"，再结合临床，似亦可从。

蛇床子散方

蛇床子

上一味末之，以白粉少许，和合相得，如枣大。绵裹内之，自然温。

少阴脉滑而数者，阴中即生疮，阴中蚀疮烂者，狼牙汤洗之。

脉滑者，湿也；脉数者，热也；湿热相合，而系在少阴，故阴中即生疮，甚则蚀烂不已。狼牙味酸苦，除邪热气，疗瘙恶疮，去白虫，故取治是病。

【点评】"脉滑者，湿也；脉数者，热也"，以脉象释病机，甚为简明。

狼牙汤方

狼牙三两

上一味，以水四升，煮取半升，以绵缠箸如茧，浸汤沥阴中，日四遍。

胃气下泄，阴吹而正喧，此谷气之实也，膏发煎主之。

阴吹，阴中出声，如大便失气之状，连续不绝，故曰正喧。谷气实者，大便结而不通，是以阳明下行之气，不得从其故道，而乃别走旁窍也。猪膏发煎润导大便，便通，气自归矣。

膏发煎方 _{见黄疸}

小儿疳虫蚀齿方

雄黄　葶苈

上二味末之。取腊月猪脂熔，以槐枝绵裹头四五枚，点药烙之。

方名索引